徹底研究

患者本位のがん医療

改正がん対策基本法を踏まえて

公益財団法人
医療科学研究所 監修

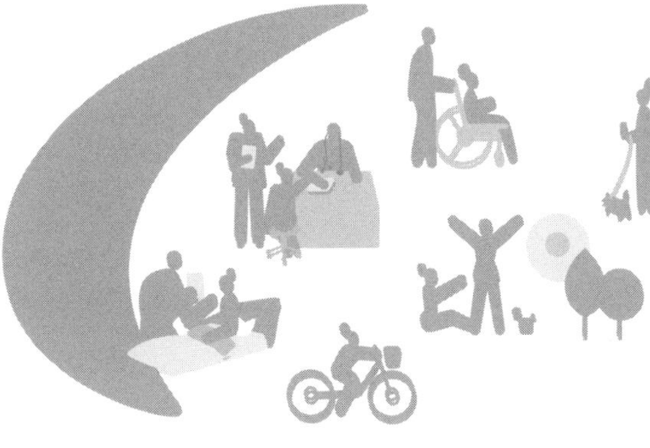

法研

「医研シリーズ3」発刊にあたって

公益財団法人医療科学研究所は，1990年の設立以来，機関誌『医療と社会』を年4 回発行しています。各年度の最初の号に特集を設け，時宜に適したテーマについて各界の著名な先生方に執筆していただいています。この機関誌は，一部の大学や研究所に送付しており，また，当研究所のウェブサイトからも特集の内容を読んでいただくことができます。

しかしながら，折角の特集も，機関誌の配布先が限られていること等から，関係分野の多くの学者・研究者あるいは関心を持たれる方々の目に触れる機会が少なく，かねてから改善を図りたいと考えていました。

そこで，この毎年度の特集を多くの人に活用していただけるよう，読みやすい書籍「医研シリーズ」として発刊することといたしました。

2018年のシリーズ第1号『徹底研究「治験」と「臨床」』，2019年のシリーズ第2号『地域医療の未来―地域包括ケアシステムと総合診療医の役割―』に引き続き，この度第3号『徹底研究 患者本位のがん医療―改正がん対策基本法を踏まえて―』を出版することになりました。なお，シリーズ化する前の2015年には『人生の最終章を考える』を出版しています。

がんは，1981年からわが国の死亡原因の第1位となり，1984年，中曽根内閣の時に「対がん10か年総合戦略」を策定し，国を挙げての取り組みが始まりました。当時は，がんは不治の病と言われ，本人に病名を告知しないことが一般的でした。その後の，二次，三次の10か年戦略，2006年のがん対策基本法の制定，10か年戦略を引き継いだがん対策推進基本計画，これらを踏まえた産官学の連携・取り組みによって，がんは治療可能な疾病になりました。

一方，長寿化が進む中で，日本人の2人に1人はがんにかかり，3人に1人ががんで亡くなっています。基本計画では，がん対策を①がんによる死亡者の減少，②すべてのがん患者とその家族の苦痛の軽減と療養生活の質の向上，③がんになっても安心して暮らせる社会の構築，を目標に進めることとしています。

そのような流れの中で本書を出版いたしますが，本書の狙いは，中山健夫京都大学大学院教授の序文に詳しく述べられています。読者の方々には，まず序文を読んでいただき，本書に込められた先生方の思いを共有していただきたいと思います。

最後に，公益財団法人医療科学研究所の説明をします。

医療科学研究所は，1990年，故森亘先生（元東京大学総長，元日本医学会会長）を理事長として設立された研究法人です。森理事長は設立時に「医療科学研究所は，医療と経済の調和，需給の長期的安定のみならず，広く新しい時代の医療を社会の合意の下に模索すべく，英知を結集し，考察を進める場としての役割を担う」と述べています。具体的な事業としては，医療および医薬品に関する経済学的調査研究，医療とその関連諸科学の学際的調査研究，研究の助成，成果の刊行，講演会・シンポジウム等の開催などを行っています。医療科学研究所のウェブサイト(http://www.iken.org)をご参照ください。

令和 3年 2月吉日

公益財団法人医療科学研究所
理事長　江利川 毅

執筆者一覧

「医研シリーズ 3」発刊にあたって

江利川　毅　公益財団法人医療科学研究所 理事長

論文

中山　健夫　京都大学大学院医学研究科 社会健康医学系専攻 健康情報学分野 教授

高山　智子　国立研究開発法人 国立がん研究センター がん対策情報センター
がん情報提供部 部長

八巻知香子　国立研究開発法人 国立がん研究センター がん対策情報センター
がん情報提供部医療情報評価室 室長

早川　雅代　国立研究開発法人 国立がん研究センター がん対策情報センター
がん情報提供部医療情報コンテンツ室 室長

溝田　友里　厚生労働省健康局健康課 課長補佐／
国立研究開発法人 国立がん研究センター がん対策情報センター
健康科学研究室外来研究員

藤野　雅弘　厚生労働省健康局健康課 課長補佐／
国立研究開発法人 国立がん研究センター がん対策情報センター
健康科学研究室外来研究員

山本精一郎　国立研究開発法人 国立がん研究センター がん対策情報センター
健康科学研究室特任部長／
世界経済フォーラム第四次産業革命日本センター ヘルスケアデータ
政策プロジェクト長

中島　信久　琉球大学病院地域医療部 診療教授

秋山　正子　認定特定非営利活動法人 マギーズ東京 共同代表理事・センター長

松本　陽子　NPO 法人 愛媛がんサポートおれんじの会 理事長

石川ひろの　帝京大学大学院公衆衛生学研究科 教授

奥原　　剛　東京大学大学院医学系研究科 医療コミュニケーション学分野 准教授

木内　貴弘　東京大学大学院医学系研究科 医療コミュニケーション学分野 教授

（執筆順　所属は執筆当時）

目次

－序文－

医療コミュニケーション環境整備の課題と展望

―改正がん対策基本法への対応を中心に―

中山 健夫

京都大学大学院医学研究科 社会健康医学系専攻 健康情報学分野 教授

本号の特集は，2006年に成立し，2016年に改正されたがん対策基本法で謳われていながらも，対策が遅れている患者中心の情報提供，医療コミュニケーション環境整備を中心に，それに関係する人材育成，患者支援の視点から現状と課題をまとめ，今後の展望の提示を目指すものです。

がん対策基本法の一部を改正する法律は，2016年11月15日に臨時国会に提出され，同年12月９日に可決成立，12月16日に公布・施行されました。厚生労働省をはじめ政府は，法に基づき策定する第２期がん対策推進基本計画（平成24（2012）年６月８日閣議決定）で「がんになっても安心して暮らせる社会の構築」「がんと診断されたときからの緩和ケアの推進」「働く世代や小児へのがん対策」「がんの教育・普及啓発」「がん患者の就労を含めた社会的な問題」などを盛り込み，総合的な対策が進められてきました。また，2015年12月に「予防」「治療・研究」「がんとの共生」の３つを柱とするがん対策加速プランが策定され，2016年1月には，がん登録等の推進に関する法律が施行されるなど，この10年余りで疑いなくがん対策は大きな進歩を遂げてきました。

今回の改正は，法成立から10年の間に，がん医療のみならず，がんを患う方々に係る就労・就学支援等の社会的問題等に対処していく必要が明らかになったことが大きな背景とされています。患者の方々が尊厳を保持しつつ安心して暮らすことのできる社会の構築を目指し，がんを患う人々が，その置かれている状況に応じ，福祉的支援・教育的支援も含む必要な支援を受けることができるようにすること等が基本理念として明記されました。そして，医療保険者，国民の責務に続いて，事業主の責務を定め，療養生活の質の維持向上に係る規定の改正，がん患者の方々の雇用の継続等に係る規定，そしてがんに関する教育の推進のための規定の新設等，基本的施策の拡充を図ることが主な内容とされています。以上は改正の最重要点とも言え，目的規定に，がん対策においてがんを患われる方々（患者であった方も含まれます）が，その状況に応じて必要な支援を総合的に受けられるようにすることを課題と認識し，がん対策を推進する旨が明記されました。

次に基本理念として以下の事項が追加されています。

(1) がん患者が尊厳を保持しつつ安心して暮らすことのできる社会の構築を目指し，がん患者が，その置かれている状況に応じ，適切ながん医療のみならず，福祉的支援，教育的支援その他の必要な支援を受けることができるようにするとともに，がん患者に関する国民の理解が深められ，がん患者が円滑な社会生活を営むことができる社会環境の整備が図られること。

(2) それぞれのがんの特性に配慮したものとなるようにすること。

(3) 保健，福祉，雇用，教育その他の関連施策との有機的な連携に配慮しつつ，総合的に実施されること。

(4) 国，地方公共団体，医療保険者，医師，事業主，学校，がん対策に係る活動を行う民間の団体その他の関係者の相互の密接な連携の下に実施されること。

(5)　がん患者の個人情報（個人に関する情報であって，当該情報に含まれる氏名，生年月日その他の記述等により特定の個人を識別することができるものをいう）の保護について適正な配慮がなされるようにすること。

以上の追加事項を見ても，今回の改正でがん対策基本法が，より良い医療を提供していく体制の充実だけでなく，がんを患われている方々にとって，日常，そして社会的な生活を少しでも良いものにしていこうとする方向性がより明確にされたと言えるでしょう。

がん対策基本法の改正を受けて，がん対策推進基本計画も2018年に更新されました。新たな基本計画は，「がん患者を含めた国民が，がんを知り，がんの克服を目指す」ことを目標として，第２期の基本計画を見直し，がん対策の推進に関する基本的な計画を明らかにするものであり，実行期間は2017年度から2022年度までの６年程度とされています。

本特集のテーマであるコミュニケーションに関して，本基本計画では次のように言及されています。

まず，「がんと診断された時からの緩和ケアの推進」に関連して，以下の記述があります。

> 国は，患者等とのコミュニケーションの充実など，患者とその家族が痛みやつらさを訴えやすくするための環境を整備する。また，医療従事者が患者とその家族の訴えを引き出せるための研究，教育及び研修を行う。
>
> 国は，拠点病院等以外の医療機関においても緩和ケアが実施されるよう，患者の視点を取り入れつつ，地域の実情に応じて，研修会の内容や実施方法を充実させる。また，主治医が自ら緩和ケアを実施する場合の方法，緩和ケアチームへのつなぎ方，コミュニケーションスキル等，研修会の内容の充実を図る。

次に「情報提供について」や「就労以外の社会的な問題について」として，障害を持つがん患者の方々へのコミュニケーションの課題が述べられています。

(現状・課題)

「がん対策に関する世論調査（内閣府）（平成28（2016）年）」によれば，がんに関する情報を，インターネットを通じて得ている国民は35%を超えており，特に，39歳以下の年齢では約6割となっている。しかしながら，がんに関する情報の中には，科学的根拠に基づいているとはいえない情報が含まれていることがあり，国民が正しい情報を得ることが困難な場合がある。また，コミュニケーションに配慮が必要な者や，日本語を母国語としていない者に対して，音声資料や点字資料等の普及や周知が不十分であること等が指摘されている。

(取り組むべき施策)

国は，インターネット等を通じて行われる情報提供について，医療機関のウェブサイトの適正化を図るという観点から，医業等に係るウェブサイトの監視体制の強化に努める。国，国立がん研究センター及び関係学会等は，引き続き協力して，がんに関する様々な情報を収集し，科学的根拠に基づく情報を国民に提供する。また，ウェブサイトの適正化の取組を踏まえて，注意喚起等を迅速に行う。国及び国立がん研究センターは，関係団体と協力し，障害等の関係でコミュニケーションに配慮が必要な者や日本語を母国語としていない者の情報へのアクセスを確保するため，音声資料や点字資料等を作成し，普及に努める。

国は，障害のあるがん患者の実態やニーズ，課題を明らかにする。各専門分野を越えた連携を可能とするため，障害者福祉の専門支援機関（点字図書館，生活訓練施設，作業所等）と拠点病院等との連携を促進させる仕組みについて検討する。コミュニケーションに配慮が必要ながん患者や，がん治療に伴って障害をもった患者等について，ユニバーサルな視点を取り入れることを検討する。

本特集を執筆された各領域の一線で活躍される方々の論考は，がん対策基本法，そして基本計画で述べられたコミュニケーションに関わる課題への考察を深め，それを超える課題と可能性への展望を示すものとなるに違いありません。

最後に，序文の執筆にあたって，改めて通読したがん対策基本法を通して，思い至った２点を申し述べます。

一つは「空《くう》」の概念を説いたと言われるインドの高僧・龍樹《りゅうじゅ》菩薩の「指月《しげつ》の譬《たと》え」です。

「我，指を以って月を指し，汝をしてこれを知らしむに，汝は何んぞ指を看て月を視ざるや」

月のあるところを教えようとして，指でさし示しているのに，多くの人々は，指ばかりを見て，月を見ようとしない，というお話で，月が目指す真理，指は言葉で書かれた経典を意味するとされています。改正がん対策基本法や基本計画を指とすれば，その先にある私たちが目指す月は何なのでしょうか。指を形ばかりに追って，目指す月を忘れることのないように銘記したいと思います。

もう一つは基本法の中で当然のように一貫して使われている「がん患者」という言葉への若干の違和感です。医療の現場で，そして社会でも当たり前のように使われている「がん患者」という言葉に対して，ある方から言われたことを思い出しています。

私はいつも，助けられるばかりの「病気の患者」ではない。「病気を持っていること」は「私のすべて」ではない。

病院で治療を受けている時は「がん患者」であっても，家庭にいる時，仕事をしている時は，「がんを患っている人間」であり，「がんと共に生きている人間」であって，いつも「患者」ではありません。医療関係者が，当たり前のように使っている「がん患者 “cancer patient”」は，医療の場ではなく，日常生活，社会生活に在れば，「がんと共に生きている人 “people living with cancer”」です。

「がん」は「死を意識する病」から「患いながらも，共に生きる病」へ確実に変わりつつあります。

近い将来，また改正されていくがん対策基本法とがん対策基本計画の中で，「がん患者」という言葉だけでなく，「がんと共に生きている方々」「がんを持ちながら生活している方々」といった言葉も使われていくかもしれません。

本特集が，人間の視点からがん対策の今を見つめ直し，将来を見通す手がかりとなることを願い，序文とさせていただきます。

―第１章―

がん医療が問いかける新たな医療コミュニケーション

―がん対策基本法およびがん対策推進基本計画で進められてきた情報・支援・ネットワークの現状と課題，そして展望―

高山 智子[1]　八巻 知香子[2]　早川 雅代[3]

1）国立研究開発法人 国立がん研究センター がん対策情報センター
がん情報提供部 部長
2）国立研究開発法人 国立がん研究センター がん対策情報センター
がん情報提供部医療情報評価室 室長
3）国立研究開発法人 国立がん研究センター がん対策情報センター
がん情報提供部医療情報コンテンツ室 室長

１．はじめに

がん患者らの声が大きなうねりとなり，国のがん対策を総合的かつ計画的に推進することを目的とした「がん対策基本法」（厚生労働省，2006）が平成18（2006）年６月に成立し，平成19年４月から施行された。ここには，がん対策を推進するにあたっての基本理念や国をはじめとするがん対策の担い手の責務と目指すべき方向性が示されている。その後，がんを取り巻く現状のさらなる改善や推進を求める声が患者団体らを中心にあがり，平成28（2016）年12月に「改正がん対策基本法」（厚生労働省，2016）が成立した。「改正がん対策基本法」に新たに加えられた内容には（表１），患者のみならず家族を対象に含めることや，「患者の状況に応じた必要な支援を“総合的に”受けられる」ようにな

表1 改正後のがん対策基本法（平成18年法律第98号）第一章 総則
目的および基本理念の抜粋
（平成28〔2016〕年12月成立）※下線部分は改正部分

第一章 総則

(目的)

第一条　この法律は，我が国のがん対策がこれまでの取組により進展し，成果を収めてきたものの，なお，がんが国民の疾病による死亡の最大の原因となっている等がんが国民の生命及び健康にとって重大な問題となっている現状並びにがん対策においてがん患者（がん患者であった者を含む。以下同じ。）がその状況に応じて必要な支援を総合的に受けられるようにすることが課題となっていることに鑑み，がん対策の一層の充実を図るため，がん対策に関し，基本理念を定め，国，地方公共団体，医療保険者，国民，医師等及び事業主の責務を明らかにし，並びにがん対策の推進に関する計画の策定について定めるとともに，がん対策の基本となる事項を定めることにより，がん対策を総合的かつ計画的に推進することを目的とする。

(基本理念)

第二条　がん対策は，次に掲げる事項を基本理念として行われなければならない。

一 がんの克服を目指し，がんに関する専門的，学際的又は総合的な研究を推進するとともに，がんの予防，診断，治療等に係る技術の向上その他の研究等の成果を普及し，活用し，及び発展させること。

二 がん患者がその居住する地域にかかわらず等しく科学的知見に基づく適切ながんに係る医療（以下「がん医療」という。）を受けることができるようにすること。

三 がん患者の置かれている状況に応じ，本人の意向を十分尊重してがんの治療方法等が選択されるようがん医療を提供する体制の整備がなされること。

四 がん患者が尊厳を保持しつつ安心して暮らすことのできる社会の構築を目指し，がん患者が，その置かれている状況に応じ，適切ながん医療のみならず，福祉的支援，教育的支援その他の必要な支援を受けることができるようにするとともに，がん患者に関する国民の理解が深められ，がん患者が円滑な社会生活を営むことができる社会環境の整備が図られること。
五 それぞれのがんの特性に配慮したものとなるようにすること。
六 保健，福祉，雇用，教育その他の関連施策との有機的な連携に配慮しつつ，総合的に実施されること。
七 国，地方公共団体，第五条に規定する医療保険者，医師，事業主，学校，がん対策に係る活動を行う民間の団体その他の関係者の相互の密接な連携の下に実施されること。
八 がん患者の個人情報（個人に関する情報であって，当該情報に含まれる氏名，生年月日その他の記述等により特定の個人を識別することができるもの（他の情報と照合することにより，特定の個人を識別することができることとなるものを含む。）をいう。）の保護について適正な配慮がなされるようにすること。

・・・

（がん医療に関する情報の収集提供体制の整備等）
第十八条　国及び地方公共団体は，がん医療に関する情報の収集及び提供を行う体制を整備するために必要な施策を講ずるとともに，がん患者（その家族を含む。第二十条及び第二十二条において同じ。）に対する相談支援等を推進するために必要な施策を講ずるものとする。
2　国及び地方公共団体は，がんに係る調査研究の促進のため，がん登録等の推進に関する法律（平成二十五年法律第百十一号）第二条第二項に規定するがん登録（その他のがんの罹患，診療，転帰等の状況の把握，分析等のための取組を含む。以下この項において同じ。），当該がん登録により得られた情報の活用等を推進するものとする。

厚生労働省（2016）をもとに筆者作成

ること，「がん患者が“尊厳を保持”しつつ“安心して暮らす”ことができる」ことが示され，患者中心の医療が目指す姿としてさらに強調されたことが浮かび上がってくる。裏返せば，改正がん対策基本法が成立した当時において，がんの総合的な支援がまだ十分でないことや，尊厳を持って安心して暮らすことが十分にできていない現状を，患者等から突きつけられたと言える。

本稿では，まず，

① 患者中心の医療の実現に向けて，「がん対策基本法」の理念実現のための枠組みである「がん対策推進基本計画」および「がん診療連携拠点病院の整備」によりどのような取り組みがなされてきたのか，またこれらの枠組みの中で，がん医療を受けた患者の経験はどのようなものであるかを概観する。

その上で，

② 現場で取り組まれてきた活動のうち，がん医療における患者中心のコミュニケーションに関する環境整備の現状を示し，残されている課題と今後の展望を考えることとする。

特に②については，「改正がん対策基本法」で強調された「患者の状況に応じた必要な支援を“総合的に”受けられる」ようになることや「がん患者が“尊厳を保持”しつつ“安心して暮らす”ことができる」ことについて，医療者のネットワーク・連携基盤の整備，患者や医療者が活用する情報の整備，患者を支える場の整備の３つの観点および変化する医療を取り巻く環境から，現状と課題，そして今後の展望を見ていくこととしたい。

本稿における患者中心のコミュニケーションについては，以下のように扱う。

がん医療では，患者等の関与のもとにがん対策が進められてきた経緯を反映して，患者等ががん対策に求めてきたことが，すなわちがん医療における患者中心の医療の姿であると考えられる。

患者中心の医療は，医療の改善に不可欠な要素の１つとしてあげられ（Committee on Quality of Health Care in America, Institute of Medicine，2001），医療者による患者中心のコミュニケーションとともに，患者や家族の十分な関与や参加，そして，アクセスできる反応性のよい医療システムの３つの要素が必要とされる。

Gerteis ら（Gerteis *et al.*，1993）は，患者中心の医療には，①患

者の価値観や好み，表出されたニーズが尊重されること，②ケアの調整や統合が図られること，③情報があり，コミュニケーションがとれ，知識が得られること，④身体的な安楽が図られること，⑤精神的な安楽が図られること（恐怖や不安が除かれること），⑥（患者が頼りにする）家族や友人への配慮や便宜が図られること，の６つの側面が少なくともあるとしている（ちなみにこれらの要素は患者の医療体験を測定する要素としても国内外で発展してきている）。

また，この患者中心の医療のコアとなる要素が患者中心のコミュニケーションである。Epstein and Street（2007）は，がん医療における患者中心のコミュニケーションのモノグラフの中で，患者と医療者間の相互のやりとりの過程や結果に関係する患者中心のコミュニケーションに，以下のような要素を含むものとして示している。

・患者の見方を引き出し，理解し，（正当であると）認めること
・患者をその人自身の心理社会的な文脈で理解すること
・患者の問題や治療について理解の共有に達すること
・自分の健康に関係する選択に意味ある関与や参加ができるよう患者自身が力を得られるように助けること

本稿では，患者中心のコミュニケーションに関する環境整備を検討する際に，以上の定義を念頭において，論を進めることとする。

2.「がん対策基本法」の理念実現のための枠組み

がん対策基本法には，その理念を実現するために，がん対策推進基本計画が策定され，主な実施の場（拠点）としてがん診療連携拠点病院等の整備が並行して進められている。

１）がん対策推進基本計画

(1) 策定と定期的な見直し

がん対策推進基本計画（以下，基本計画とする）は，がん対策基本法

（以下，基本法とする）に基づいて，がん対策の総合的かつ基本的な推進を図るために，基本法施行後の２ヵ月後に，第１期の基本計画が策定された。がん医療の現状を反映することを勘案して，少なくとも６年ごとに見直すこととされている（厚生労働省，2016）。基本計画の策定には，厚生労働大臣は関係行政機関の長との協議，また有識者やがん患者・遺族等で構成されるがん対策推進協議会の意見を聞くことが定められている。がん対策において最も特徴的である点は，おそらくこのがん対策推進協議会への患者委員の参加数の多さであろう。がん対策推進協議会が開始された平成19（2007）年当初から，20名以下で構成される委員のうち約４分の１は，いわゆる患者委員で構成されてきた。患者委員が複数人入っていることは，これまでがん対策の推進に患者等が大きな役割を果たしてきたゆえんでもあり，患者の立場の意見を取り入れていく枠組みが当初からとられていることを示すものである。都道府県においても，国の基本計画を基本として当該都道府県のがん対策推進計画を策定することが定められている。都道府県の規模の違いや特色はあるが，全国すべての地域で同様の枠組みが設けられている。

（2）がん対策推進基本計画に掲げられた内容とその推移

表２に，第１期（平成19〔2007〕年６月）（厚生労働省，2007）から第３期（平成30〔2018〕年４月）の「がん対策推進基本計画」の全体目標および分野別施策の項目を示した。第１期の基本計画の内容には，「地域連携クリティカルパス」の整備や患者が必要な情報をとりまとめた「患者必携」の作成といったように，当時の患者委員等のがん対策への思いが込められた内容が盛り込まれた。「地域連携クリティカルパス」は，それまで大腿骨頸部骨折と脳卒中において保険収載されていたが，がん領域でも触れられることになった（武藤，2010）。がん医療の関係者であれば今や多くの者が知るところとなっている用語であるが，患者が必要とする情報の整備や医療を切れ目なく受けることができ，安心して療養生活が送れるような体制整備が当時強く望まれていた

表２ 第１期から第３期の「がん対策推進基本計画」の全体目標および分野別施策の項目

第１期 がん対策推進基本計画（H19〔2007〕年６月）	第２期 がん対策推進基本計画（H24〔2012〕年６月）	第３期 がん対策推進基本計画（H30〔2018〕年３月）
全体目標 １．がんによる死亡者の減少 ２．すべてのがん患者及びその家族の苦痛の軽減並びに療養生活の質の維持向上	全体目標 １．がんによる死亡者の減少 ２．全てのがん患者とその家族の苦痛の軽減と療養生活の質の維持向上 ３．がんになっても安心して暮らせる社会の構築	全体目標 １．科学的根拠に基づくがん予防・がん検診の充実 ２．患者本位のがん医療の実現 ３．尊厳を持って安心して暮らせる社会の構築
分野別施策と個別目標 １．がん医療 （1）放射線療法及び化学療法の推進並びに医療従事者の育成 （2）緩和ケア （3）在宅医療 （4）診療ガイドラインの整備 ２．医療機関の整備等 ３．がん医療に関する相談支援及び情報提供 ４．がん登録 ５．がんの予防 ６．がんの早期発見 ７．がん研究	分野別施策と個別目標 １．がん医療 （1）放射線療法，化学療法，手術療法の更なる充実とチーム医療の推進 （2）がん医療に携わる専門的な医療従事者の育成 （3）がんと診断された時からの緩和ケアの推進 （4）地域の医療・介護サービス提供体制の構築 （5）医薬品・医療機器の早期開発・承認等に向けた取組 （6）その他（希少がん・病理診断・リハビリテーション） ２．がんに関する相談支援と情報提供 ３．がん登録 ４．がんの予防 ５．がんの早期発見 ６．がん研究 ７．小児がん ８．がんの教育・普及啓発 ９．がん患者の就労を含めた社会的な問題	分野別施策と個別目標 １．科学的根拠に基づくがん予防・がん検診の充実 （1）がんの１次予防 （2）がんの早期発見及びがん検診（2次予防） ２．患者本位のがん医療の実現 （1）がんゲノム医療 （2）がんの手術療法，放射線療法，薬物療法及び免疫療法の充実 （3）チーム医療の推進 （4）がんのリハビリテーション （5）支持療法の推進 （6）希少がん及び難治性がん対策（それぞれのがんの特性に応じた対策） （7）小児がん，AYA世代のがん及び高齢者のがん対策 （8）病理診断 （9）がん登録 （10）医薬品・医療機器の早期開発・承認等に向けた取組 ３．尊厳を持って安心して暮らせる社会の構築

		（1）がんと診断された時からの緩和ケアの推進 （2）相談支援及び情報提供 （3）社会連携に基づくがん対策・がん患者支援 （4）がん患者等の就労を含めた社会的な問題(サバイバーシップ支援) （5）ライフステージに応じたがん対策 4．支える基盤の整備 （1）がん研究 （2）人材育成 （3）がん教育・がんに関する知識の普及啓発

注）下線は，前期の基本計画から新たに加えられた要素を含むもの

厚生労働省（2007）（2012）（2018）をもとに筆者作成

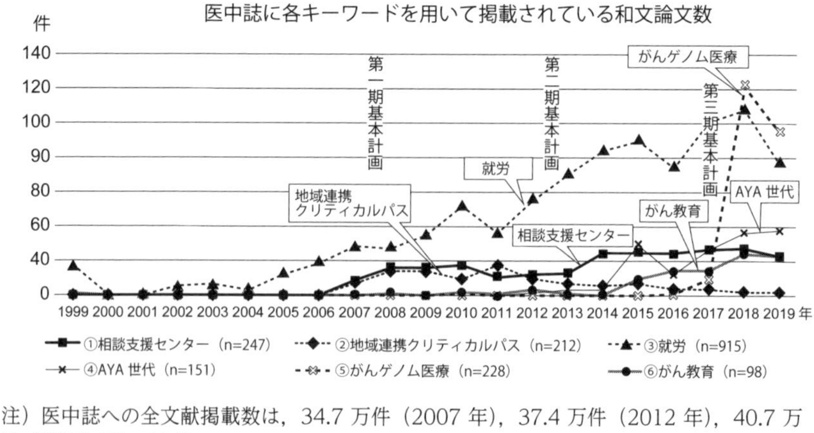

注）医中誌への全文献掲載数は，34.7 万件（2007 年），37.4 万件（2012 年），40.7 万件（2017 年）である。

筆者作成

図１　和文誌におけるがん対策キーワードの出現頻度

ことがわかる。

基本計画の第２期（厚生労働省，2012），第３期（厚生労働省，2018）の見直しに伴って，分野別施策の内容が包括的に取り上げられるようになった。第３期では，小児やAYA世代，高齢者といったように対象が細分化され，がんゲノム医療や免疫療法といった項目が見出しにもあげられた。

ここで，がん対策推進基本計画で取り上げられたテーマや用語が，国内の医療関係者や研究者らにどのように受け止められているかについて，医学中央雑誌のデータベースに登録されている文献数の経年変化を見てみたい（図１）。基本計画で取り上げられた５つのキーワードを取り上げ，年次ごとの文献数の推移を確認した。第１期から用いられている用語として①「相談支援センター」，②「地域連携クリティカルパス」，第２期から登場した③「就労」，第３期で初めて用いられた④「AYA世代」，⑤「がんゲノム医療」，⑥「がん教育」について，①〜④については「がん」と掛け合わせて検索を行った。検索は，2020年１月16日に実施した。

文献数（会議録を除く）は，それぞれ①247本，②105本，③915本，④151本，⑤228本，⑥98本であった。グラフを見てわかるとおり，ここにあげた用語は，それぞれの計画の中で文言が現れた以降に論文数が増加しており，基本計画で示されることの影響が広く及んでいることがわかる。

２）がん診療連携拠点病院等の整備

(1) 病院の指定と指定数

全国どこでも質の高いがん医療を提供することができるよう，基本計画と並行して，厚生労働省の健康局長通知「がん診療連携拠点病院等の整備について（以下，整備指針とする）」（厚生労働省健康局長，2018）が示された。がん診療連携拠点病院等（以下，拠点病院とする）においては，専門的ながん医療の提供，がん診療の地域連携協力体制の構築，

表3　がん診療連携拠点病院等とがん関連の拠点病院指定名称（指定数）と指定の開始時期

厚生労働省によるがん関連の拠点病院	指定の開始時期
がん診療連携拠点病院等（令和2[2020]年4月1日現在）	
都道府県がん診療連携拠点病院（51箇所）	平成18（2006）年
地域がん診療連携拠点病院（高度型）（47箇所）	平成30（2018）年
地域がん診療連携拠点病院（301箇所）	平成18（2006）年
特定領域がん診療連携拠点病院（1箇所）	平成26（2014）年
国立がん研究センター（2箇所）	平成18（2006）年
地域がん診療連携拠点病院（45箇所）	平成26（2014）年
小児がん拠点病院（平成31[2019]年4月1日現在）	
小児がん中央機関（2箇所）	平成24（2012）年
小児がん診療拠点病院（15箇所）	平成24（2012）年
がんゲノム医療関連の病院（令和2[2020]年4月1日現在）	
がんゲノム医療中核拠点病院（12箇所）	平成30（2018）年
がんゲノム医療拠点病院（33箇所）	令和2（2019）年
がんゲノム医療連携病院（161箇所）	令和2（2019）年

注）がん診療連携拠点病院の整備は，がん対策基本法よりも先行する形で，平成13年に「地域がん診療拠点病院の整備に関する指針」として始まり，がん医療の均てん化を戦略目標として整備された「がん診療連携拠点病院の整備について」（平成18年2月）を経て，平成20年3月に出された「がん診療連携拠点病院の整備について」より，がん対策推進基本計画とも整合性がとられる形で整備が進められている。

厚生労働省健康局長（2018）をもとに筆者作成

がん患者・家族に対する相談支援および情報提供等が行われる。

基本法の施行時の平成19（2007）年当初は，拠点病院は186病院であった。令和2（2020）年4月現在は，倍以上の447病院となり，さらに小児やAYA世代のがんを扱う小児がん拠点病院やがんゲノム医療において中心的な役割を果たす病院が指定された（表3）。指定要件として求められる医療体制の内容の追加や範囲の広がりに加え，拠点病院としての役割を担う負荷は増えている。また，これまで進められてきた地域完結型を目指す地域のがん診療の連携体制が，がんゲノム医療の体制整備により，地域を越えた連携体制になるなど，新たな連携の仕方も加わり複雑さは増している。もちろんここに示したのは，がんに関するものだけであり，多くの病院は，災害拠点やHIV拠点病院などの，その地域の他の様々な役割や機能も担う。

(2) 病院の指定（整備）の要件

拠点病院が指定を受けるために満たすべき，主に体制整備に関する要件については，整備指針に示される。例えば，がん患者の対応数（院内がん登録数）や各種治療件数などの診療実績や放射線治療機器の設置状況などの医療設備の要件，各治療を行う常勤の専従医師数などである。また緩和ケアチームとして構成する医療職種や人数，相談支援センターに配置するスタッフの然るべき研修の修了の要件なども示されている。これらの要件は，基本計画の見直しに対応する形で改定が進められている。

各都道府県には１つか２つの都道府県がん診療連携拠点病院が置かれ，それらの病院には他の地域拠点病院以外に求められる要件がある。都道府県協議会を設置することや，当該都道府県内の様々な機能のとりまとめ，連携協力体制について，情報の共有，評価，分析を行うこと等である。なお，平成20（2008）年からは国立がん研究センターが中心となって全国の都道府県がん診療連携拠点病院で構成する都道府県がん診療連携拠点病院連絡協議会が毎年開催され，各都道府県での取り組みの情報共有や課題の検討，がん対策推進協議会など国の検討会の場への政策提言をとりまとめる場として機能している。

３）がん患者体験調査に見る「がん患者の経験」

がん対策を総合的かつ計画的に推進するために，第２期基本計画から目標の達成状況の把握がはじめられた(東 他，2015)。その後，第3期計画の中間評価を行うために，第2回目の「患者体験調査」が2016年にがんと診断された約2万人を対象に実施された[1]（国立がん研究センターがん対策情報センター，2020)。この中から，先に述べた患者中心の医療およびコミュニケーションに特に関わると考えられる15項目を取り上げ，①患者の価値観や好み，②ケアの調整，③情報・コミュニケーション・知識，④身体的な安楽，⑤精神的な安楽，⑥家族や友人への配慮の6つの側面から患者の体験状況についてみてみることとしたい(表4)。表には，回答割合と目指す姿が達成されていないと考えられる回答に相当する母集団（540,940名）から割り出された人数（補正値）を示している。調査結果からどこまで目指す姿が達成されればよいかという判断は難しいが，ここでは全体の4人に3人が肯定的な回答をしたかの75%のラインを一つの切り口として考察してみたい。

全体の4人のうち3人が肯定的な判断をしていた項目は，「2）総合的に振り返って納得いく治療選択ができた」「4）紹介先の医療機関を支障なく受診できた」「5）がん治療を決めるまでに十分な情報を得ることができた」「7）治療を始めるまでに，病気や療法生活に関して相談することができた」「11）つらい症状に速やかに対応してくれた」の5項目であった。おそらくこれらは，医療者側が各ポイントで目指すゴールとして意識して設定し，対応している内容であると考えられる。まだ改善の余地はあるものの，まずはこれらががん患者の75%以上で体験されたということは，医療者やがん対策の関係者にとって喜ばしいことである。

一方で，①患者の価値観や好み，②ケアの調整，③情報・コミュニケーション・知識に該当する項目で75%を下回る結果となっていたものには，「1）患者の希望は尊重された」「3）治療に関して医療スタッフ間

---

[1] 2018年の「患者体験調査」は，拠2016年に点病院166施設でがんと診断された19歳以上の患者を対象に2019年1月から7月に行われた。総数20,488人に対して調査票が発送され，回収数8,935人（回収率43.6%）のうち7,080人が解析・報告の対象となっている。母集団は2016年に全国の院内がん登録症例全国集計参加施設で，がん診療連携拠点病院434 施設および県推薦病院338 施設で初回治療を受けた19 歳以上の悪性腫瘍(境界悪性のGIST を含む)患者540,940名である。ちなみに，2018年に全国がん診療連携拠点病院等で初回治療を受けた登録数は，1,039,193 例である。

で十分に情報が共有されていた」,「6）生活上の留意点について十分な情報を得られた」,「8）主治医以外にも相談しやすい医療スタッフがいた」,「9)医療スタッフと十分な対話ができた」,「10）患者のことばに耳を傾け理解しようとしてくれていた」といった項目があげられた。これらは，患者側からみて十分に対応されていないとして捉えられたものであり，医療者らが患者の期待に対応しきれていない内容であると言える。またこれらの項目は，真に患者がどう感じたかで測定された項目であるともいえ，まさに相手との対話なしに，医療者側からだけでは目指すことが難しい項目であるとも言える。

さらに，④身体的，⑤精神的な安楽に該当する項目については，軒並み患者が体験する評価が低い結果となっていた。「12）身体的なつらさがあるとき」,「13）心のつらさがあるときにすぐに医療スタッフに相談できる」とした割合は，5割を下回り，特に心のつらさがあるときに，医療スタッフに相談できると回答したのは，約3割に留まっていた。また，⑥家族や友人への配慮に該当する項目については，約半数の割合の人が「14）家族に負担（迷惑）をかけている」と感じ,「15）家族の悩みや負担を相談できる支援・サービス・場所がある」とした割合も5割を下回っていた。

ここに得られた回答は，個人がどのような体験をしたか，または体験したと感じているかである。がんの診断後に，その人が受けた医療での体験である一つ一つの回答の重みは大きい。特に，12）身体的なつらさについては，約3.8万人，13）心のつらさについては約6万人が，すぐに医療スタッフに相談できなかったと推定された。また15）家族の悩みや負担を相談できる支援・サービス場所は，約3.2万人が十分でないと回答していると推定された。個々人の体験に照らして考えると非常に多くの人が，医療スタッフとの対話の不足や，つらい症状があるときに相談できない状況，また家族が支援を受けられていないと感じていることが浮き彫りになったと言える。

表4　患者のがん医療の体験：がん診療連携拠点病院で治療を受けた患者等の「患者体験調査（2018年）[1]」より抜粋

患者中心の医療／コミュニケーションのカテゴリ	2018年「患者体験調査」設問	とても／ある程度そう思う[2]（%）	そう思わない[2]（%）	そう思わない[3]（人）	「患者体験調査」（問）
① 患者の価値観や好み	1）治療におけるあなた（患者さん）の希望は尊重された	73.9	2.1	8,904	問 20-5
	2）がんの診断から治療開始までの状況を総合的に振り返って，納得いく治療を選択することができた	79.0	3.5	15,198	問 15-2
② ケアの調整	3）あなた（患者さん）のことに関して治療に関係する医療スタッフ間で十分に情報が共有されていた	69.1	3.6	15,278	問 20-7
	4）紹介先の医療機関を支障なく受診できた（転院したことある人のみ）	82.5	3.7	2,638	問 20-12
③ 情報・コミュニケーション・知識	5）「がん治療」を決めるまでの間に，医療スタッフから治療に関する十分な情報を得ることができた	75.0	4.4	19,340	問 15-1
	6）最初の治療を受けて退院するために，生活上の留意点について（食事や注意すべき症状など）医療スタッフから十分な情報を得ることができた（入院したことある人のみ）	71.1	3.3	10,505	問 20-11
	7）がんと診断されてから治療を始める前の間に，病気のことや療養生活に関して誰かに相談することができたか	76.3	3.7	16,717	問 12
	8）主治医以外にも相談しやすい医療スタッフがいた	48.8	13.6	56,732	問 20-9

	9）がん治療を進める上で，医療スタッフと十分な対話ができた	67.5	4.0	17,165	問 20-3
	10）医療スタッフは，あなた（患者さん）のことばに耳を傾け，理解しようとしてくれていた	71.9	3.0	12,862	問 20-4
④ 身体的 / ⑤ 精神的な安楽	11）つらい症状には速やかに対応してくれた	75.0	2.5	10,704	問 20-6
④ 身体的な安楽	12）身体的なつらさがあるときすぐに医療スタッフに相談できる（本人回答のみ）	46.5	11.2	38,336	問 35-5
⑤ 精神的な安楽	13）心のつらさがあるときにすぐに医療スタッフに相談できる（本人回答のみ）	32.8	17.6	60,349	問 35-6
⑥ 家族や友人への配慮	14）がんになったことで，家族に負担（迷惑）をかけていると感じる（本人回答のみ）	47.1	18.5	83,385 [4]	問 35-1
	15）がん患者の家族の悩みや負担を相談できる支援・サービス・場所がある	47.7	7.3	31,817	問 30-2

注 1）詳細については，「患者体験調査報告書」（令和２年 10 月）国立がん研究センターがん対策情報センター厚生労働省委託事業を参照。https://www.ncc.go.jp/jp/cis/divisions/health_s/project/survey/index.html

注 2）有効回答 8,935 人のうち，患者の回答 7,080 名の回答の分布（%）

注 3）全国の院内がん登録 2016 年症例全国集計参加施設で，がん診療連携拠点病院 434 施設および県推薦病院 338 施設で初回治療を受けた 19 歳以上の悪性腫瘍 (境界悪性の GIST を含む) 患者 540,940 人を調査の母集団としたときの回答分布からの補正値を用いた（「患者体験調査報告書」p132-148 を参照)。

注 4）「とてもそう思う」と回答した人の分布から算出された補正値を示した。

3．体制整備，枠組みの設定によりなしえたものと残る課題

基本計画や整備指針で示された体制整備や枠組みに呼応する形で，医療現場では様々な取り組みが行われてきた。これらの取り組みは必ずしも１対１対応ではない。ここでは医療現場等で，１）医療者のネットワーク･連携基盤の整備，２）患者や医療者が活用する情報の整備，３）患者を支える場の整備として行われてきた取り組みや活動から，患者中心のコミュニケーションにつながる要素について見ていく。とくに筆者等の携わってきた活動の中から見えたことを中心に，現状と課題について示していくこととしたい。

１）医療者をはじめとする関係者同士のネットワーク・連携基盤の整備と課題

医療者をはじめとする関係者同士の連携や関係づくりは，特に医療者らの互いの情報リソースという形で，患者中心のコミュニケーションを支える基盤となる。地域内や地域間のいわば横の連携の強化に加えて，地域での課題をよりよいがん医療や支援体制に必要な施策等へつなげる縦の連携への強化と大きく２つの方向でネットワークづくりが進んできたと言える。

(1) 各地域や各都道府県内の連携の強化

がん対策の一連の活動を通じて，全国や各地域で必要とされた拠点病院間や拠点病院と行政，地域の医療機関同士の協議の場が増えてきた。これにより，病院間の情報共有がしやすくなったこと，また地域により差はあるものの，こうした場への患者らの参画の機会が増えたことも大きく進んだことの１つと言える。

“地域連携クリティカルパス”は，このような協議の場でよく議論されたものの１つであり，多くの地域で様々な説明ツールが作られ試行錯

誤が行われた。しかし，患者等からは不安と不満の声が聞かれ（松本，2010），第２期の基本計画（2012年）で，「多くの地域で十分に機能していない」との指摘がなされ，その後も全国で必ずしも大きく進んでいるとは言えない状況となっている。一方で，いくつかの地域連携クリティカルパスの導入が地道に進められている地域を見ると，患者を中心に据えた連携のあり方のヒントがあるように思われる。

例えば，福岡県の地域連携クリティカルパスの導入事例では，患者・家族の安心感が得られる地域連携には，①適用患者に“個別に熱意を持って”地域連携の必要性を説明し，その認識を地道に広げていくこと，②“医療者自身が本当に自信を持って”患者に“役に立つと実感して”患者に勧められること，③医師のみならず看護師，相談支援センター，事務のすべてが参加する運用体制のシステム化が確立されることが必須であるとしている（藤，2017）。また地域連携クリティカルパスは，診療報酬加算がインセンティブになることを期待されて，2012年から加算がつけられるようになったが，福岡県の例では，加算について議論にあがることはほとんどなく，「患者のためになる」ことが最大のインセンティブになっていたことがあげられている。患者や家族の安心を，どのように人がつないでいくのか，施策や診療報酬加算，そしてツールが作られても，それだけでは機能しないという例を示したものと言えるだろう。

(2) 横方向のネットワーク：県境を越えた連携の強化と連携の発展

各都道府県でがん対策推進計画が作られるため，行われる活動は各県で完結しがちである。しかし患者にとってみれば，治療や療養場所の選択に県境はほとんど関係ない。そのような背景のもと，県境を越えたネットワークや情報共有の場として始められた地域ブロックの「地域がん相談支援フォーラム」は，当初，国立がん研究センターがん対策情報センター主導で始められたが，2019年時点で多くの地域で，各県の持ち回りによる自主開催に変わりつつある。これは，関係者がその必要性やここから得られるメリットが，言わばエンジンのようになり，機能し始めた形と言える。この「地域がん相談支援フォーラム」には，相談支援に携わる者の他，医師や県のがん対策主管課の行政官，患者団体等も参加する。地域での取り組みや課題の共有，そして療養場所をつなぐ際などに必要な関係者同士の顔の見える関係づくりに役立っている。多様な専門性をもつ関係者が他県の具体的な取り組みを参考にすることで，自県の取り組みに参考にできることも多い。

こうした顔の見えるネットワークは，災害時にも活かされた。平成28（2016）年４月に起きた熊本での地震の際に，被災県と隣県との迅速な情報共有ができたことにより，被災地域である熊本県のがん診療の受け入れ状況等の情報を「がん情報サービス」から公開することで，一元化した情報提供につながった。もちろんこのネットワークによりすべてが解決したわけではないが，地域で培われてきたネットワークが機能した例と言える（境他，2018）。

また各地域での主に相談支援センターを中心としたネットワークは，地域の公共図書館との連携にもつながり，身近な場所での情報提供にもなっている（情報メディア学会第18回研究大会，企画委員会，2019；田村，新井山，2019）。例えば．図書館でのがんの情報冊子や地域のがん相談窓口情報のパンフレットの設置や，図書館での拠点病院との合同での市民向けセミナーの開催の他，図書館カウンターに寄せられたがんに関する相談の照会や支援といったものである。地域にある図書館という資源が，そこに介在する関係者等によって有機的な連携に発展した姿と言える。

(3) 縦方向のネットワーク：がん医療の改善に向けた施策への提言

整備指針で行うとされる全都道府県の都道府県がん診療連携拠点病院の関係者が集う都道府県がん診療連携拠点病院連絡協議会は，2008年から毎年開催されている。この下部組織の１つである情報提供・相談支援部会は，都道府県や施設単位のみでは解決が難しい施策・制度面の改善等の必要事項の整理と提言に向けた素案の作成を行う場としても機能している。同部会では，第３期基本計画や整備指針の策定に向けて，同部会で実施した相談支援センターで解決されていない課題に関する調査結果をもとに提言書がまとめられ，厚生労働省へ提案された（都道府県がん診療連携拠点病院連絡協議会，2017）。集められた回答からは，がん患者の経済的困窮者の状況や，医療制度を駆使しても支援が難しい困難な状況やその背景などもあげられた。相談支援センターが，相談者の声をアドボケイトする役割を担うとともに，全国の相談支援の現場での声や起きている状況を迅速に集め，施策策定の場に届けるという機能の１つにもなっている。

(4) 病院経営と公共的な支援のバランス・連携体制のメンテナンスの課題

拠点病院同士のネットワークはがん対策の具体的な取り組みが始められた当初と比べてかなり機能してきていると言えるものの，整備指針には明示的に触れられていない要素，すなわち拠点病院以外の医療機関や療養施設等との連携については，まだ不十分な面も多く残されている。また特に都市部の拠点病院が集中している地域では，病院経営上の理由から，互いの病院は競合する存在となり，地域内の情報共有のしにくさにつながることもある。病院経営が健全に維持されてこそ成り立つ病院間での連携を，いかにバランスよく地域で成り立たせるのか，課題は残されている。

また各地域や県境を越えて作られてきたネットワークを維持するためには，メンテナンスは欠かせない。そこには必ず人の介入が必要である。ネットワークの維持は，システム化だけでなく，関わる人たちがお互いにネットワークから意味を見いだし，そのメリットを自分だけでなく所属機関に伝え，人が替わっても維持できる体制を保ち続けられるかどうかにかかっている。

2）患者や医療者が活用する情報の整備と課題

がん対策の体制整備により進んだことの1つに，患者や医療者向けの情報の整備があげられる。情報は，がん医療における患者中心のコミュニケーションを成り立たせる土台となる。患者や一般の人が活用する情報，医師をはじめ医療者が活用する情報ともに整備は進んできている。

(1) 患者向けの情報作成と提供体制の整備

患者向けの情報は，基本法や基本計画に先立ち出された「がん対策推進アクションプラン2005」（厚生労働省, 2005）によって，患者にとって“役立つ情報”の提供と，患者・家族に正確な情報に基づく支援を行う場の整備が開始されたことに始まる。その結果，国立がん研究センターにがん対策情報センターが開設され，「がん情報サービス」による情報提供と，拠点病院に置かれた相談支援センターにより相談支援が始められた。

このような設置の背景を受け，「がん情報サービス」では，国民が正しい情報に基づいて，適切な意思決定をできるようになることを目指して情報が提供されている。また情報は科学的根拠等の内容の確認や中立性，公平性等について定めた編集方針に沿って作成され，専門家および患者経験者を含む市民らによる複数人の評価を経て提供されている。現在，「がん情報サービス」からは，85種類のがんに関する情報をはじめ，療養情報，医療機関や臨床試験の情報，症状への対応や就労支援に関する情報など多岐にわたる内容がインターネットや冊子，書籍などを通して発信されている。安心して利用できるがんの情報の国内のプラットフォームの1つになっていると考えられる。一方で，新規に求められる情報や更新が必要な情報も増え，労力・コストともに要する情報作成の体制をいかに維持し，提供し続けられるかの課題は大きくなっている。

(2) 医療者向けの情報作成：診療ガイドラインの整備

患者向けの情報整備に先立ち重要になるのが，医療者向けの情報の整備である。第１期の基本計画から「科学的根拠に基づいて作成可能なすべてのがんの種類についての診療ガイドラインの作成と更新」を行うことが個別目標の１つとして示され，推進されてきた。診療ガイドラインには，最新の臨床研究に基づいた質の高い診療の普及や，推奨される診療の可視化とコミュニケーション・ツールとしての役割がある。日本で作られたがんの領域の診療ガイドラインは，2007年当初は約20種類程度であったが，2019年度現在，各がん種のみならず症状に関するものも加わり，70種類以上に及ぶ。

現在，多くの診療ガイドラインは３～５年（早いものは毎年）ごとに更新されるが，診断や治療の専門性が高まる中で，改訂のたびに難しさは増し，専門医以外には理解や活用が難しいものになりつつある。第２期の基本計画では，「患者向けの診療ガイドライン」を充実することが示され，一部の学会では，診療ガイドラインの作成に引き続く形で患者向けのガイドや解説書が作られている。しかしその数は国内で現在10種類程度で，増える傾向は今のところない。多くの学会では，必要性を感じながらも，改訂の早まる診療ガイドラインの作成だけで手がいっぱいというのが現状のようである。

診療ガイドラインを使いやすいものにするために，作成段階で患者らをはじめ利用者の声をいかに反映させるかが期待されている。一部の診療ガイドラインでは，すでに患者代表者が加わった作成の試みも行われている。日本医療機能評価機構では，診療ガイドライン作成に患者や市民が関わりやすくなるようワークショップや支援を開始している（江口，2019）。こうした取り組みにより，診療ガイドラインの活用や普及が進み，エビデンスに基づく情報共有の土台がさらに充実したものになることが期待される。

(3) エビデンスが十分でない領域の情報作成の課題

一方で，患者が必要とする情報は，エビデンスに基づくものばかりではない。希少がんの領域やしびれなどの療養症状に関してなど，現時点でエビデンスが十分になかったり，エビデンスそのものを作ることが難しい領域もある。その場合には，専門家らのコンセンサスに基づく形で，診療の手引き・ガイドといった形で情報がまとめられることもある。しかし患者向けの情報づくりでは，必ずしも，患者の求める情報と専門家が求める情報は一致したものではないことで，作成に困難を来すことも多い。例えば，筆者等が経験した例では，患者用のがんの“排尿に関するトラブル”に関する情報について，がんの専門医と一般医がみている専門領域が違ったり，手術による影響と薬物による影響，末期の状況で起きる影響など，がんの中でも診療医と緩和医療医が主にみている状況が違うということがあった。さらに医師が診療でみている範囲とストマケアを行う専門看護師等がケアとしてみている患者の範囲は異なるなど，関わる専門家が多岐にわたることで，患者の困りごとに対応する情報のコンセンサスづくりそのものが難しいというものであった。これは，診療やケアの専門性が高まり細分化された結果とも言えるだろう。患者の背景や，求められる情報が多様になる中で，また医療が高度化する中で医療側のコンセンサスづくりの場は今後さらに求められると考えられる。

3）患者を情報で支え，エンパワメントする場の整備と課題

情報の整備と合わせて，患者を支える場の整備が進んできた。これも患者中心のコミュニケーションを支える環境整備として非常に大きなことである。患者の情報の活用と共に重要なのが，患者自身が情報を得て，医師や医療者等に質問したりできるような力を得ること，またその人なりの病気との向き合い方ができるようになることである。このような場の整備が施策として進められてきたのが相談支援センターである。

相談支援センターは，体制面で医療機関内の他部門とは違った特徴をもつ。病院にかかっていなくても，だれでも無料で相談できるという点である。つまり病院の中にありながら，行政のサービス窓口のような機能を併せ持つ。この特徴が，患者中心の医療の中で重要な機能を果たしている。反面，拠点病院内にある相談支援センターの運営や維持・発展

の難しさの原因にもなっている。

(1) 相談支援センターで目指される“情報による支援”と多彩なつなげる支援

相談支援センターには，整備指針により全国共通の研修プログラムを受講した相談員が２人以上配置されることになっている。その相談員のほとんどは，看護師または社会福祉士の資格を持つ全国で約3,000名弱の拠点病院のスタッフである。

相談支援センターに寄せられる相談は，治療法の選択や療養場所の相談，就労支援や経済的なことなど多岐にわたる。そこでは，信頼できる情報に基づいて，その人らしい生活や治療選択ができるよう支援が行われる（国立がん研究センターがん対策情報センター，2014)。相談支援センターでは，その人の個々の課題に目を向けるだけでなく，その人がどうしたいか (どのように暮らしたいか，大事にしたいことは何かなど) に焦点を当て，その人自身がもつ力を発揮できるよう，引き出せるよう支援をしていく。

相談支援センターは，設置当初から患者当事者らによってピアサポート提供の場となることも期待され，整備指針には，その業務の１つとして，サポートグループ活動や患者サロンの定期開催等の患者活動に対する支援を行うことが盛り込まれた。現在，全国ほぼすべての相談支援センターで患者サロンや患者会活動支援が行われている。また第２期の基本計画に登場した就労支援では，地域の行政や産業保健総合支援センター，職業安定所等の外部の関係機関と協力しながら，情報を提供したり，できることを一緒に考え探すなど，医療的な側面のみならず，社会的な側面からも患者を支える場として機能する，多彩な対応とつなげる支援が行われる場に発展してきている。

(2) 医療環境の複雑化に伴う患者等が自発的に利用できる相談の場への期待

もちろんこうした患者との関わりは，相談支援センターに限らず，どのような医療スタッフとの関わりや場面においても大事な考え方であり，そうした対応が行われることが期待される。しかし，近年の在院日数の短縮化に見るように，医療スタッフが患者とじっくりと対応できる時間はさらに限られたものに変わりつつある。また医療安全がこれまで以上に求められる中で，医療スタッフは目の前のやるべきこと，説明すべきことに追われがちである。患者とじっくり話す必要性を感じながらもできない状況やジレンマを抱えていることも多い。そうした中で，院内スタッフが自分たちで対応しきれない対応を相談支援センターに期待することも多くなってきているようである。

一方で整備指針においても，相談支援センターの業務は，改定のたびに求められる対応範囲は広くなっている。現在，標準的治療法等のがんの治療に関する一般的な情報の提供に加え，就労に関する相談やアスベスト，HTLV-1関連疾患等の相談対応，がんゲノム医療，希少がん，AYA世代やがん治療に伴う生殖機能温存に関する相談なども加えられている。このように求められる範囲が広くなっている背景には，施策として新たに求められる患者に対応する場が，相談支援センター以外にこれまでほとんど用意されてこなかったこと，また患者が安心して，患者主体で発せられる疑問や意向・活動に応えられる場が医療機関や社会の中にほとんどなかったことがあげられる。さらに病院の機能分化により，治療や療養の過程で転院する機会は多い。そうした中で，医療機関における分断されがちな医療をつないでいく相談支援センターのような対応を行える場への期待は今後も高まると考えられる。

(3) 相談支援センターを利用してもらうために：周知の課題

患者体験調査では，相談支援センターを「利用したことがある」と回答した7.1％のうち，「とても／やや役に立った」と回答した者は，81.4％と概ね肯定的な評価が得られていた。しかし，相談支援センターが必ず設置される拠点病院に受診しているにもかかわらず，存在を「知らない」者は35.9％に及んだ。また相談支援センターの利用属性の分析からは，利用者の背景や利用者が抱えている問題は複雑であると考えられ，相談支援センターを知っていて利用していれば，よりよい医療や，より納得できる医療を受けることにもつながった人も増えたのではないかと推察される。

こうした場があることの周知をいかに促すかは，長年の課題となっている。まずは患者が集まる拠点病院内での周知の仕組みを作ることが重要であるとの認識から，広報・周知活動が，拠点病院として「外来初診時等に主治医等から，がん患者およびその家族に対し，相談支援センターについて説明する等，診断初期の段階から相談支援センターの周知が図られる体制を整備すること」が，ようやく平成30年度の整備指針に盛り込まれた。しかし，医師やスタッフの忙しさや限られた外来の診療時間の中で，実施の課題は大きいと予想される。院内のシステムをどう創り上げられるか，課題でもあるが，期待されるところである。

(4) 病院内での“中立的な立場”の重要さと難しさ，そして体制維持の課題

相談支援センターの他の病院機能とは異なる特徴が運営上の難しさの原因にもなっている点を２つあげたい。

１つ目は，“中立的な立場”で，つまり医師や他の医療者との関わりからは一歩離れた立場で，患者・家族等の相談者と病院との間に立って支援を行うことである。これにより，利用する患者や家族は安心して相談することができることは多い。担当医の意向と合わず悩んでいたり，不満に思っていることであっても，本人の承諾が得られない場合に口外されることはない。守られた環境で話をすることが可能である。しかし，こうしたことが，他部門の医療スタッフから相談支援センターの活動が理解されにくいとされる一因にもなっている。中立的な立場による対応が，いかに患者にとって大事であるかの理解が促されるよう，医療者の中で考え方の整理が進むことが必要である。また中立的な立場での介入

があることで，一見患者からは不満や不安の原因になっていると思われた医師からの話の内容や他の医療スタッフの対応等について，患者の理解が促され，よりよい関係構築につながることも多い。こうした対応事例を可能な範囲で他のスタッフと共有することで，さらなる病院内の医療者同士の連携の強化や，患者中心の医療に向けた体制の強化につながると考えられる。

また２つ目は，相談が無料であり，病院には直接的な利益を生まず，病院からの経営的なインセンティブが働きにくいことである。病院幹部の意向や理解の度合いによっては，院内での相談員の肩身の狭さや働きにくさにつながることがある。マクロ的な視点で見れば，その地域や全国のがん患者や家族の不安の軽減や不必要な受診の低減などにつながっていると考えられるが，確証を得るための判断材料は現時点ではまだない。患者に求められる機能を維持・存続させるためにも，今後明らかにしていくべき大きな課題の１つである。

４）医療コミュニケーションに今後さらに影響を与えうる環境の変化

(1) 情報デバイスの進歩と医療の進歩

昨今の情報端末の進歩により，情報の入手は容易になった。しかしその反面，情報の断片化は進み，治療の全体像がつかみにくくなっている。さらに，新たな医療や研究段階の医療に関する情報により，医療現場への影響は今後さらに大きくなることが予想される。個々人が各々の手段で情報を得やすくなったことで，患者や家族，医師や医療者のそれぞれが手にする情報の内容や量の点において，これまで以上に差異が大きくなりやすい状況が生まれている。互いが意図的，意識的にコミュニケーションをとらなければ，患者と家族の関係や意向のズレ，医師との関係にも影響を及ぼすことになりかねない。(これらの課題については，49ページの早川氏らの「患者本位のがん医療の実現に向けた医療コミュニケーション環境整備の課題と展望」でさらに詳しく述べられている)

(2) 家族を取り巻く環境

さらに，家族に向けた支援については，まだ対策は不十分と言わざるを得ない。患者体験調査では，多くの患者が，家族への支援が不十分であると感じ，また家族の悩みや負担を和らげる支援が「とても／ある程度ある」と回答した割合は5割に満たず、対象母集団54万人中約３万人が支援に不足感を感じているという結果であった（表４）。これは2015年に実施された同患者体験調査から改善していない。また、がんを「こわい／どちらかといえばこわいと思う」割合は，平成21年の世論調査（内閣府, 2009）での75.8% から令和元年７月の調査（内閣府, 2019）には71.8%とこの10年間で微減しているものの，がんをこわいと思う理由は,「がんで死に至る場合があるから」73.1%に次いで「がんの治療や療養には，家族や親しい友人などの負担をかける場合があるから」52.4%となり,「がんそのものや治療により，痛みなどの症状が出る場合があるから」46.7%を上回っていた（令和元年７月)。この順位は平成28年度の世論調査（内閣府，2016）とほぼ同率で，近年の傾向ととらえられる。周囲の人のことを気にかけるあまりに，支援を求めない，求められないということがあってはならない。家族や周囲の人以外に，頼れる場所があること，また家族が利用できる支援があることが，患者が安心して療養するために求められている。改正基本法に新たに“家族”の記載がなされたように，家族に対してさらに目を向けた支援が必要であろう。一部の医療機関では，家族外来や遺族外来といった診療が行われているが，家族の支援すべてを医療が支えられるわけではない。今後はさらに地域での支援をどのように充実させるかについても議論を深めていく必要がある。

(3) 高齢者のがんの罹患・死亡の増加

2016年の全国がん登録からのデータでは，がんの罹患者数99.5万人（2016年の全国がん登録)（厚生労働省健康局がん・疾病対策課, 2016)（全国がん登録，2016）に占める75歳以上の割合は42.5％

であるが，2030年には罹患者数は55.5％，また死亡者に占める割合は62.3％（2018年）から，2030年には72.3％に増えると推測されている（国立がん研究センターがん情報サービス「がん登録・統計」，2016)。日本が多死社会を迎えるにあたり，地域やコミュニティで支えられるようにすることにもっと意識を向けていく必要がある。第３期基本計画に先立ち行われた相談支援センターに寄せられる相談等の困りごとから作成された提言の１つに，「国民の医療や健康に関する知識・リテラシーの向上と日常において病や生死に関わる課題に向き合える国民風土の醸成に向けた長期的な取り組み」の必要性が示された（都道府県がん診療連携拠点病院連絡協議会 情報提供・相談支援部会，2016)。そこには，「特定の死生観等を周知するものではなく，市民一人一人が，それぞれの状況に応じて考えていくことができるような風土の醸成について国民を巻き込んだ検討を幅広く行っていくことが必要である」とされた。これは，相談員等が日々相談者と接する中で，相談員自身も困難感を抱いている内容の１つであり，１，２度の面談で解決するようなものではない。具体的な策は今の時点であげることはできないが，医療コミュニケーションに影響を及ぼす，社会が抱えている課題としてあげておきたい。

４．今後の展望：まとめに変えて

本稿では，改正基本法により強調された「がんの総合的な支援が十分ではない」ことや「尊厳を持って安心して暮らすことができていない」現状について，取り組まれてきた環境整備と残されている課題を見てきた。そこでは，これまで整理してきたように，患者中心のコミュニケーションに関して取り組まれ進んできたことは少なからずあったと言える。基本計画の見直しのたびに増えてきた各トピックについても，広く認識されるようになり，一見，少なくとも対策に関わる医療者からは，進んできたように見える。しかし，患者から見て，自分に提供される医療や支援がつながっていなければ（つながって見えなければ），安心して医療が受けられるようにはならない。そう考えると，それぞれのトピックや基本計画に示された項目が達成されただけでは，「患者の状況に応じた必要な支援を“総合的”に受けられる」ようには，おそらくならない。患者体験調査で，2012年に診断された患者らが体験した情報や支援が不足しているとされたことも納得がいく。現在(2020年３月)，2016年に診断された患者らを対象として同様の患者体験調査が進められている。これが今後どう変化していくかは注視していく必要がある。これからも，医療の専門分化や役割分担，情報端末の進歩による情報の見方や利用の仕方，家族のあり方の変化などの医療を取り巻く環境は変化していくと考えられる。そして，患者からは，つながっているとは見えにくい状況にさらに拍車をかけていくであろう。

Haggertyら（Haggerty *et al*., 2003）は，がんに限らずあらゆる医療ケアでの分断化が進む中で，連続性continuityの重要性を示し，情報，マネジメント，関係性の３つのタイプの連続性があることを示している。まず１つ目の情報の連続性では，その人（患者）から見て，過去の出来事や患者の状況の情報から現在自分に行われているケアが適切であると思えるか，２つ目のマネジメントの連続性では，患者の変化する健康状態に対応して，（患者にとって）矛盾なく一貫性のあるアプローチがとられているか，そして３つ目の関係性の連続性では，患者と一人(あるいは複数)の提供者との間で行われている治療的な関係はつながっているか，というものである。がん対策が進められてきた過程に照らし合わせると，第１期基本計画当初に患者等から求められた「患者必携」は「情報の連続性」，地域連携クリティカルパスは「マネジメントの連続性」，そして相談支援センターの一連の活動は「情報，マネジメント，関係性の３つすべての連続性」に対応できるところとして求められ，発展してきたものと言えるだろう。患者から見える連続性の観点から，改めて取り組みを見直すことが重要である。

そして何よりも，医療コミュニケーションの最もコアな単位である医師と患者のコミュニケーションがしっかりと行われることが重要である。相談支援センターで，患者の情報を支えることは大事であるが，根本的な解決には至らない。医療の現場からは，“主治医が，しっかりと患者に向き合い，情報提供を行うとともに，患者とともに治療方針等の決定等を行うこと”が，まず何よりも大事であるとの認識から，整備指針改定時の提案として厚生労働省に提言書が提出された。結果として整備指針に明確には盛り込まれなかったものの，主治医そして主治医チームとして患者を支えていくことが根幹として取り組まれることの重要性は，だれから見ても揺るぎのないものであろう。また一方の患者も，患者自身が受ける医療や支援に納得し，不確実性に向き合うには，患者自身がどうしたいかを自覚でき，向き合えるようになること，それを周りの人に伝えられ，それをもとに周りがサポートできるようになることが重要である。そのためには，相談支援センターで対応するような，エンパワメントの支援について，相談員に限らずだれでも対応できるようにしていくこと，そして，必要な人が必要な情報や支援にアクセスできるよう環境を整備していくことが重要である。

情報や支援は，がんの診断前や診断時，そして治療，療養などのあらゆる場面で必要になる。そして，そうしたあらゆる場面で意思決定も必要になる。その時に利用できる資源や支援も必要になる。医師をはじめとするあらゆる医療関係者や支援を提供できる人たちが，そうした患者や家族を支える直接の情報源，支援源として関わり，直接の対応ができない場合には，丁寧につなげていくことが必要である。2012年に全米医学アカデミーは，人々が自分に必要な医療情報やサービスにたどり着きやすく，その理解や利用を促進する「組織ヘルスリテラシー」の重要性を示している（Brach C *et al*., 2012）が，こうした組織全体で患者や家族を支えることが大事なのであろう。そして理想的には，医療機関内に止まらず，地域やコミュニ ティとしてのヘルスリテラシーが向上し，患者や家族を支えられるようになることが求められている。

参考文献

Brach C, Keller D, Hernandez LM, Baur C, Parker R, Dreyer B, Schyve P, Lemerise AJ and Schillinger D（2012）“Ten Attributes of Health Literate Health Care Organizations. June, 27.” < https://nam.edu/perspectives-2012-ten-attributes-of-health-literatehealth-care-organizations/ > Accessed March 8, 2020.

Committee on Quality of Health Care in America, Institute of Medicine（2001）Crossing the Quality Chasm: *A New Health System for the 21st Century*. Washington, DC: National Academies Press.

Epstein RM and Street RL Jr.（2007）*Patient-centered Communication in Cancer Care: Promoting Healing and Reducing Suffering*. Bethesda, MD: National Cancer Institute.

Gerteis M, Edgman-Levitan S and Daley J（1993）*Through the Patient's Eye. Understanding and Promoting Patient-centered Care.* San Francisco, CA: Jossey-Bass.

Haggerty JL, Reid RJ, Freeman GK, Starfield BH, Adair CE, and McKendry R（2003）“Continuity of Care: A Multidisciplinary Review”, *British Medical Journal*. 327:1219-1221. < https://doi.org/10.1136/bmj.327.7425.1219 > Accessed March 8, 2020.

江口成美（2019）「診療ガイドラインをめぐる医療者と患者市民の協働に向けて」『医学のあゆみ』271（6）：620-624.

厚生労働省（2005）「今後のがん対策の推進について『がん対策推進アクションプラン 2005』」< https://www.mhlw.go.jp/bunya/kenkou/gan01/01.html > Accessed March 8, 2020.

厚生労働省（2006）がん対策基本法

厚生労働省（2007）がん対策推進基本計画（第１期）

厚生労働省（2012）がん対策推進基本計画（第２期）

厚生労働省（2016）改正がん対策基本法（平成 18 年法律第 98 号）

厚生労働省（2018）がん対策推進基本計画（第３期）

厚生労働省健康局がん・疾病対策課（2016）「平成 28 年 全国がん登録 罹患数・率報告」

厚生労働省健康局長（2018）「別添 がん診療連携拠点病院等の整備に関する指針」, 0-34.

国立がん研究センターがん対策情報センター（2014）「がん専門相談員のための学習の手引き～実践に役立つエッセンス～（第２版）」< https://ganjoho.jp/med_pro/consultation/support/guidebook.html > Accessed March 8, 2020.

国立がん研究センターがん情報サービス「がん登録・統計」(2016)「全国がん罹患数・死亡数・有病数の将来推計データ（2015 ～ 2039 年）日本人におけるがんの原因・寄与度：最新推計と将来予測 平成 28 年度 科学研究費補助金基盤研究（B）（一般）」< https://ganjoho.jp/reg_stat/statistics/dl/index.html > Accessed March 8, 2020.

国立がん研究センターがん対策情報センター（2020）『「患者体験調査報告書」平成 30 年度調査 厚生労働省委託事業』令和 2 年 10 月 < https://www.ncc.go.jp/jp/cis/divisions/health_s/project/survey/index.html > Accessed December12, 2020.

境健爾 , 安達美樹 , 方尾志津 , 山崎浩 , 緒方美穂 , 廣松矩子 , 村上誠子 , 中城加南子 , 後藤慶次 , 藤本真之介 , 米田宏之 , 片渕秀隆（2018）「熊本地震におけるがん診療連携拠点病院のがん相談支援センターの状況と課題」『癌と化学療法』45（9）: 1311-1317.

情報メディア学会第 18 回研究大会企画委員会（2019）「情報メディア学会 第 18 回研究大会　開催報告」『情報の科学と技術』69（10）：483-484.

全国がん登録（2016）『全国がん罹患データ（2016 年）国立がん研究センターがん情報サービス「がん登録・統計」（全国がん登録）』< https://ganjoho.jp/reg_stat/statistics/dl/index.html > Accessed March 8, 2020.

田村俊作 , 新井山ちづる（2019）「図書館と医療機関のパートナーシップ～互いの強みを活かして市民に健康医療情報を伝える」『第 60 回（令和元年度）北海道図書館大会大会記録』: 40-44. 札幌市教育文化会館 . 2019.9.4-5.

都道府県がん診療連携拠点病院連絡協議会（2017）「参考資料３．第３期がん対策推進基本計画を踏まえたがん診療連携拠点病院に求められる機能に関する提案 第 11 回 都道府県がん診療連携拠点病院連絡協議会」< https://ganjoho.jp/med_pro/liaison_council/lc01/20180709.html > Accessed March 8, 2020.

都道府県がん診療連携拠点病院連絡協議会 情報提供・相談支援部会（2016）「参

考資料 3-2. がん相談支援センターから寄せられた課題とその対応についてのアンケート結果と情報提供・相談支援部会における検討について」第 8 回情報提供・相談支援部会 < https://ganjoho.jp/med_pro/liaison_council/bukai/shiryo8.html > Accessed March 8, 2020.

内閣府（2009）「がん対策に関する世論調査（H21 年 9 月）」< https://survey.gov-online.go.jp/h21/h21-gantaisaku/index.html > Accessed March 8, 2020.

内閣府（2016）「がん対策に関する世論調査（H28 年 11 月）」< https://survey.gov-online.go.jp/h28/h28-gantaisaku/3_chosahyo.html > Accessed March 8,2020.

内閣府（2019）「がん対策・たばこ対策に関する世論調査（R1 年 7 月）」< https://survey.gov-online.go.jp/r01/r01-gantaisaku/index.html > Accessed March 8,2020.

東尚弘 , 岩本桃子 , 井上泉 , 今埜薫（2015）『指標に見るわが国のがん対策』国立がん研究センターがん対策情報センター厚生労働科学研究「がん対策における進捗管理評価指標の策定と計測システムの確立に関する研究」事務局 < https://www.ncc.go.jp/jp/cis/divisions/health_s/health_s/020/index.html > Accessed March 8, 2020.

藤也寸志（2017）「がんの地域連携クリティカルパスの今後」宮崎久義『クリティカルパスの新たな展開 XIII 退院支援加算とクリティカルパス』33-43, 中外製薬

松本陽子（2010）「がん患者家族が求める地域連携への視点」日本医療マネジメント学会『がん地域連携クリティカルパス がん医療連携とコーディネート機能』26-34, じほう

武藤正樹（2010）「がん対策基本計画とがん地域連携クリティカルパス」日本医療マネジメント学会『がん地域連携クリティカルパス がん医療連携とコーディネート機能』じほう

―第２章―

患者本位のがん医療の実現に向けた医療コミュニケーション環境整備の課題と展望

早川 雅代[1)]　八巻 知香子[2)]　高山 智子[3)]

1）国立研究開発法人 国立がん研究センター がん対策情報センター
がん情報提供部医療情報コンテンツ室 室長
2）国立研究開発法人 国立がん研究センター がん対策情報センター
がん情報提供部医療情報評価室 室長
3）国立研究開発法人 国立がん研究センター がん対策情報センター
がん情報提供部 部長

1．はじめに

平成18（2006）年に成立したがん対策基本法（厚生労働省，2006）の基本理念では，がん医療に関する研究の推進及びがん医療の均てん化とともに，「がん患者の置かれている状況に応じ，本人の意向を十分尊重してがんの治療方法等が選択されるようがん医療を提供する体制の整備がなされること」として“患者の意向を尊重した医療”が謳われた（表１）。ついで，がん対策基本法に基づき，少なくとも６年ごとに見直しされるがん対策推進基本計画の第３期計画（平成29〔2017〕年策定）では，大きな３つの柱として，「科学的根拠に基づくがん予防・がん検診の充実」，「尊厳を持って安心して暮らせる社会の構築」とともに「患者本位のがん医療の実現」があげられた。この３つ目の柱は，たたき台

表1 がん対策基本法（平成18年法律第98号）抜粋

※筆者が「患者本位のがん医療」の実現に特に関連すると考えた箇所に下線

第一章　総則

（基本理念）

第二条　がん対策は，次に掲げる事項を基本理念として行われなければならない。

一　がんの克服を目指し，がんに関する専門的，学際的又は総合的な研究を推進するとともに，がんの予防，診断，治療等に係る技術の向上その他の研究等の成果を普及し，活用し，及び発展させること。

二　がん患者がその居住する地域にかかわらず等しく科学的知見に基づく適切ながんに係る医療（以下「がん医療」という。）を受けることができるようにすること。

三　がん患者の置かれている状況に応じ，本人の意向を十分尊重してがんの治療方法等が選択されるようがん医療を提供する体制の整備がなされること。

（以下略）

第三章　基本的施策

第二節　がん医療の均てん化の促進等

（がん医療に関する情報の収集提供体制の整備等）

第十八条　国及び地方公共団体は，がん医療に関する情報の収集及び提供を行う体制を整備するために必要な施策を講ずるとともに，がん患者（その家族を含む。第二十条及び第二十二条において同じ。）に対する相談支援等を推進するために必要な施策を講ずるものとする。

第五節　がんに関する教育の推進

第二十三条　国及び地方公共団体は，国民が，がんに関する知識及びがん患者に関する理解を深めることができるよう，学校教育及び社会教育におけるがんに関する教育の推進のために必要な施策を講ずるものとする。

厚生労働省（2006）をもとに筆者作成

の段階では「世界最高水準のがん医療の実現」であったが,「基本計画は,患者のために考えられたものであり，患者本位の良質・的確ながん医療の実現を目標として掲げていただきたい」との患者代表者の意見より本文言となった（厚生労働省，2017)。

このことからも「患者本位のがん医療」は，がん対策基本法に記載されている，医師が“患者の意向を尊重する”だけでなく，一歩進んで患者とともに行っていく“患者中心の医療”を実現することを意図したものであると考えられる。その実現のためには，まず何よりも，医師と患者が十分に対話し，治療についての共通認識を持つことが必要となる。十分な対話のためには，患者が医師と限られた時間の中で同じ認識を持って対話していけるよう，患者ががんに関する知識を深めるための環境作りが求められている。

本稿では,「患者本位のがん医療」の実現に向け必要とされる医療コミュニケーションの環境整備について考えるため，患者のための医療としての“患者中心の医療”の動向を概観した上で，コミュニケーションの問題により患者が誤解しやすい用語や戸惑いやすい制度の例を通じて，医療コミュニケーションにおける課題と展望について考えていきたい。

２．患者中心の医療へ，さらに患者参加型の医療へ

まず，現在求められている患者中心の医療が，これまでどのような状況であったか，そして今後どのような方向に進むのかについて概観したい。

１）患者中心の医療のこれまで

海外では，患者中心の医療は,“Patient-centeredness”や“Patient-centered care”として1980年代より提言され始めた。

日本では，この概念が少し遅れて導入された。特に，1997年の医療

法の改正で（厚生労働省，1997），「医療提供に当たっての説明」が法律として明文化されてから，インフォームド・コンセントが行われるようになり，パターナリズムと言われた「医師が主体である医師にお任せの医療」から，「患者に説明し，患者を中心とする医療」に本格的に目が向けられるようになったのではないかと考えられる。加えて，この頃，がんの告知方法のガイドラインが作成され（Okamura *et al*., 1998），いまだ地域により差が見られるものの，がんの告知も一般に行われるようになってきた（Uchitomi and Yamawaki，1997；Yamaguchi, 2002）。

これまで種々の検討がなされてきた患者中心の医療の進め方について，Stewartらは次の４つを示している（著者による意訳）（Stewart *et al*., 2013）。

①患者のこれまでの健康，疾患，病いについての経験を探る

②全人的に患者を理解する

③患者と共通認識を持つ

④患者—医師関係を強化する

これらは，全て良好な患者—医師間コミュニケーションが前提であり，医療者側が心掛けるだけでは成り立つものではない。特に，③で示された医師と患者が共通認識を持つべきものとしては，「問題点と優先すべきこと，治療のゴールや管理（management），医師と患者のそれぞれの役割」があげられており，その素地として患者が自分の疾患に関する一定の知識を持つ必要があることがわかる。「患者本位のがん医療」では，このような患者中心の医療の手法が基盤として必要となると考えられる。

2）患者参加型医療へ

近年では，患者中心の医療から一歩進み，患者が積極的に医療に関わっていくことに向けた取り組みが脚光を浴びつつある。より医療を安全に行うことを目的として，WHOは2016年にプライマリーケアにお

いてより安全に治療を行っていくための“Patient Engagement”についてまとめた文書を出している（WHO，2016）。

さらに，臨床試験においても，患者の視点から症状や疾病の状態などを評価するPatient reported outcome（PRO：患者報告アウトカム）が重要視されるようになってきたのも同様の流れの一環と考えられる（Warsame and D'Souza，2019）。このように，より良い医療に向けて，これまで以上に患者の症状や体験が，重視されるようになってきている。

一方で，情報端末の進化により，個人が自分の健康・医療情報を保有するPHR（Patient Health Record）などの仕組みも徐々に広まってきている（Irizarry, De Vito Dabbs and Curran，2015；Pagliari, Detmer and Singleton，2007）。スマートウォッチや電子お薬手帳などを使って個人が自分のデータをスマートフォン等で管理する人が増えてきているが（Nguyen *et al*.，2017；折井，2018），自分のカルテの情報をも自分で保有するようになっていく日もそう遠くはない。このように，自分の情報を管理し，参加していく医療に向けた基盤も整いつつある。

今後は“医師が主体である医師にお任せの医療”から“患者中心の医療”へ，そしてさらに進んで“患者参加型医療”へと，患者が将来の医療を形づくることに参画する方向へと進んでいくことが予想される。これらの進歩は，技術の急激な進展により，一部が加速的に進む可能性もあり，人と人とのコミュニケーションが追いつけなくなる可能性，そしてそれによるリスクもはらんでいる。

3．「患者本位のがん医療の実現」において戸惑う患者

次に，「患者本位のがん医療の実現」のためにどのような医療コミュニケーション環境が必要かを考えていくため，筆者らが関わるがんの領域での情報提供の活動において患者・家族からよく寄せられる質問や懸

表2 がん領域で患者・家族が戸惑いやすいと考えられる制度や医療用語の例，及びその背景にあると考えられる課題と医療コミュニケーションでの解決策として考えられること

1）施策として行われている制度の誤認によるもの
例1．標準的治療（標準治療）
①背景にあると考えられる課題 患者・家族による用語の誤認 ②医療コミュニケーションでの解決策として考えられること ●患者・家族が治療を選択するための支援：利用できる情報の整備 用語を理解するための情報の整備 用語を変更することも視野に入れた検討 ●患者・家族が治療を選択するための支援：正しく情報が伝わるための環境整備 患者が医師と治療の選択について話した後やその選択に悩んだ時に気軽に，相談できる人や場所を作ること
例2．セカンドオピニオン
①背景にあると考えられる課題 患者・家族による制度の誤認，医療者から患者・家族への説明不足 ②医療コミュニケーションでの解決策として考えられること ●患者・家族が治療を選択するための支援：正しく情報が伝わるための環境整備 医療者と患者双方への具体的な制度に関する情報の普及 医師からセカンドオピニオンを提案するなど医師の意識のより一層の醸成 限られた診療時間の中で患者が自分の病気や不安を端的に語れるための医療者と患者双方の準備や教育
2）新たな検査方法・治療法の情報の急激な変化によるもの
例3．がんゲノム医療
①背景にあると考えられる課題 研究段階の医療でありエビデンスが定まっていないこと 月単位で制度が変化することによる情報と体制の整備の遅れ，検査方法の承認段階での治療法の未確立，マスコミ等により患者に過度な期待を持たせる情報 ②医療コミュニケーションでの解決策として考えられること ●患者・家族の医療への希望の把握

●患者・家族が治療を選択するための支援：利用できる情報の整備
迅速な情報提供
情報提供者となる専門学会，行政やマスコミなどが，用語の統一を図りつつ協働してバランス良く情報を伝えること
●患者・家族が治療を選択するための支援：情報リテラシーの向上
冷静に情報を見極められる力の醸成
●患者・家族が適切な医療を受けられる制度への提言
●医療者が利用できる情報の整備
新しい情報を迅速に取得できる手段を確保できる環境の整備

例４．免疫療法

①背景にあると考えられる課題
マスコミ等による患者に過度な期待を持たせる情報の氾濫，科学的根拠が不十分な医療が自由診療で提供されていること
②医療コミュニケーションでの解決策として考えられること
●患者・家族が治療を選択するための支援：利用できる情報の整備
治療の有効性と安全性の正しい知識を持つための情報の整備
●患者・家族が治療を選択するための支援：情報リテラシーの向上
冷静に情報を見極める力の醸成
●患者・家族が治療を選択するための支援：正しく情報が伝わるための環境整備
医師と患者が治療に関して共通認識を持てるための時間やサポート等を含めた診療環境の整備

3）医療の進歩による用語の含意の変化によるもの

例５．抗がん剤，化学療法

①背景にあると考えられる課題
用語に込められる意味（含意）の時代による変化や使い手による違い
②医療コミュニケーションでの解決策として考えられること
●患者・家族が治療を選択するための支援：正しく情報が伝わるための環境整備
専門学会などにて用語の含意の変化についての検討がなされ，その結果が十分に周知されること

筆者作成

念から，コミュニケーションの問題により患者が戸惑いやすいと考えられる制度や用語の例を５つとりあげ，戸惑いの背景にあると考えられる課題と医療コミュニケーションでの解決策について考察していきたい(表２)。

１）施策として行われている制度の誤認によるもの

例１．標準的治療（標準治療）

①背景及び背景にあると考えられる課題

がんの領域で重要な用語であるにもかかわらず，一番誤解されやすく，その誤認が患者の治療選択に影響を及ぼしているものは，「標準的治療（標準治療)」という用語であろう。

標準治療とは，「科学的根拠に基づいた観点で，現在利用できる最良の治療であることが示され，ある状態の一般的な患者に行われることが推奨される治療」である(国立がん研究センターがん対策情報センター，2015)。

これまで施策の１つとして，居住する地域により科学的知見に基づく適切ながん医療が受けられない状況の改善に向けて，標準治療を確立し，医療者向けの診療ガイドラインとして整備していく取り組みがなされてきた。現在，診療ガイドラインとしては，罹患数の多いがんの種類を中心に，がんの領域では70種以上が作成されている。また，第２期のがん対策推進基本計画では，患者向けのガイドラインの充実についても触れられ，患者への標準治療の情報提供が求められたが，がんの領域の患者向けのガイドや解説本の作成は，現時点では10種程度にとどまっている。

「標準治療」という用語は，本来の意味を十分に理解すること自体が難しい用語ではあるが，漢字の字面より受ける印象のためにこの用語に初めて接する際に誤解を生じやすい。元来，英語での「Standard therapy，best practice, standard medical care, and standard of care（全て同義)」の訳である（National Cancer Institute，2020)。英語での「Standard」には，基準や規範といった最も適格であることの意味合いが強く含まれる。しかし，日本語で一般的に用いられる「標準」は，「普通」であるという意味合いが強く，最良の治療であることが認識されにくい。そのため，この用語に接したことのない患者によっては,「標準治療をしていくのがいいと思います」と医師から聞くと,「標準ということは，『並』の治療しかしてもらえないんだ。お金を出せばもっと良い治療をしてもらえるかもしれない。」などと誤った期待を抱いてしまうことがある。そして，言葉を正しく理解することなく，別の病院を探し始めてしまうことは無理なきことであろう。

②医療コミュニケーションでの解決策として考えられること

このような言葉の誤認は，標準治療を示した医師や病院への不信につながったり，科学的に根拠が示されていない補完代替療法や自由診療での治療を受ける患者が後を絶たないといった事象につながることもあると考えられる。この問題は，用語の問題だけに帰するものではないが,「現時点で最も良い治療」であることを示す「最良治療」,「最善治療」などの他の用語に変更がなされ，保険で受けられる治療が最良であることを伝えていくことは急務であると考えられる。

本用語は，用語の誤認により，医療コミュニケーションに悪影響を及ぼした代表例である。その改善には,「標準治療」について適切な理解を促すための患者・家族が利用できる情報の整備とともに，正しく情報が伝わるための環境の整備として，医師と治療の選択について話した後やその選択に悩んだ時に，がん相談支援センター以外でも気軽に相談できる人や場所を作ることをさらに推進していく必要があると考えられる。

例２．セカンドオピニオン

①背景及び背景にあると考えられる課題

セカンドオピニオンは「患者自らが適切な治療法等を選択できるようにするため，担当医に遠慮せず，他の専門性を有する医師や医療機関において，治療法の選択等に関して主治医以外の医師による助言を受けられる体制を整備すること」を目指して，第１期のがん対策推進基本計画にて謳われ（厚生労働省，2018），各がん診療拠点病院でセカンドオピニオンの体制を整備することが求められた。第２期の基本計画では，国民にも努力の義務があることが追記され，第３期でも引き続き同様の内容が盛り込まれた。

導入された当初は，セカンドオピニオンという内容や仕組みが十分に理解されず，患者からは他の医師の意見を聞くと言うことではなく，病院を移る（転院する）ことであると誤った認識がなされた。一方で，医療者側は，別の治療の選択肢を聞く機会を提供するのではなく，主にセカンドオピニオンを“受けること”のみを想定しているといった状況であった。そのため，どのようにセカンドオピニオンの手続きをしたらよいのかといった情報すら届いていない状態だった。

そして現在でも，地域によって，病院によって，医師の側にはまだセカンドオピニオンに行くことを促すような意識は十分に醸成されていないのではないかと考えられる。2015年の調査では，治療開始をする前に医師からセカンドオピニオンを受けられることについて説明を受けたがん患者の割合は40.3％であった（厚生労働省指定研究班「がん対策における進捗管理指標の策定とその計測システムの確立に関する研究」研究班，2015）。このことは，医療者，患者双方に，正しく情報が十分に伝わっていないことを示唆している。

②医療コミュニケーションでの解決策として考えられること

この仕組みがしっかりと根付くためには，医療者と患者双方への具体的な制度に関する情報の普及が必要と考えられる。また，医師のこの制度への意識のより一層の醸成も求められる。

そもそもこの仕組みは，患者中心の医療の進め方でもあげられていたように，医師と患者の間のコミュニケーションが良好でなければ有効に活用されない。そのためには，医師は治療の選択に迷う患者の気持ちを理解し，患者は医師と自分の病気や不安について，限られた診療時間の中で端的に語れるように準備していくことも必要ではないかと考えられる。

１日も早く，必要とする人が誰でもこの制度を活用できるようになることが期待される。

２）新たな検査方法・治療法の情報の急激な変化によるもの

例３．がんゲノム医療

①背景及び背景にあると考えられる課題

がんゲノム医療は，「主にがんの組織を用いて，多数の遺伝子を同時に調べ（がん遺伝子パネル検査），遺伝子変異を明らかにすることにより，一人一人の体質や病状に合わせて治療などを行う医療」である。この医療は，第３期のがん対策推進基本計画で初めて課題としてあげられ，検査の保険承認とともに，2018年より順に，がんゲノム医療中核拠点病院，がんゲノム医療拠点病院，がんゲノム連携病院が指定された。

ゲノム医療において多数の遺伝子を同時に調べる検査はがん遺伝子パネル検査等と呼ばれ，2018 年４月より先進医療としての実施が開始され，2018年12月には遺伝子パネル検査２品目の薬機法に基づく製造販売が承認された（厚生労働省，2019）。検査の承認により，がんゲノム医療への期待が急速に広まったが，この時点では，あくまで検査が承認されただけであり，治療までの道のりが整備されたわけではなかった。もしも検査で遺伝子変異が見つかっても，治療する薬がほとんど開発されておらず，ほとんどが臨床試験による治療であった。さらに，実際には，検査を受けて自分に合う薬が見つかる人は約10％で，その薬が効いた人となるともっと少なく数％に過ぎず，まだ研究段階の医療でありエビデンスが定まっていなかった。

がんゲノム医療に関して，2019年11月頃にがん相談支援センターで

表3 がん相談支援センターにおける「がんゲノム医療」に関する相談対応での困難事例と改善に向けた要望：都道府県がん診療拠点病院協議会情報提供相談部会委員へのアンケート
（2019年10月25日〜11月30日）よりの抜粋

患者・家族が過度な期待をしている，正しく情報が伝わっていない

✓ 解析結果に納得せず何度も連絡をしてくる家族がいて，対応に苦慮した
✓ ゲノム医療は最先端で最高の治療というイメージを持っている相談者が多い
✓ メディアにおいてがんゲノム医療が夢のような治療であるかのような患者家族へ過度な期待を持たせるような情報ではなく，正確な情報を伝えてほしい
✓ 現状では必ずしも治療に繋がる検査ではないためゲノム検査に対する一般的な情報の普及とともに，検査自体が持つ将来性についても国民が広く知っていくべきであると感じる

医療者に最新の情報が届いていない

✓ 遺伝子パネル検査のスケジュールの見通しに関することがわからない
✓ パネル検査の結果，治療選択肢があったときの費用やアクセスについて。患者申出療養や臨床試験の情報整備とその情報入手ができていない
✓ 臨床試験を実施している施設の情報が知りたい。以前相談で，遺伝子パネル検査を受け有効とされる薬剤は見つかったが，現在治療している病院では投与できず，投与できる病院を自分で探すよう説明を受けたとの相談がある

医療体制が整っていない

✓ なぜ標準治療実施中に検査できないのか，すべての患者で受けられないのか，標準治療が終了してからだと遅いのではないかとの質問や要望を寄せられる
✓ 病院の体制が整っていない場合が多く，自費となるか保険適応かが不明なことが多い
✓ パネル検査後のカウンセリングや治療方針の相談について対応できる医師が院内で１名しかいない。地域の病院では人材確保が難しい

国立がん研究センターがん対策情報センター（2019）をもとに筆者作成

あげられた対応困難例を表３にあげた（これらの事例は年月とともに変化すると思われる）。その中では，「患者・家族が過度な期待をしている，正しく情報が伝わっていない，医療者に最新の情報が届いていない，医療体制が整っていない」といった課題があげられた。特に，夢の治療であるという情報に重きが置かれたマスコミ等からの影響により，一部の患者にとっては過度な期待を抱かせることにつながっていることがうかがえた。さらに，本検査による治療が奏功するのは，数％に過ぎないことが伝わっていないことで，検査をしてくれない医師への不満を募らせるというコミュニケーションへの影響も生じていた。

さらに，標準治療が終了した人が，ゲノム検査に希望を持って入院を続け，検査の結果が戻るまでに亡くなってしまう場合もあり，新たな医療用語と体制整備の状況をどう正しく伝えていけるかという課題も浮かび上がった。

②医療コミュニケーションでの解決策として考えられること

上記の標準治療が終了した人の例からは，医療者の思い込みでなく，患者・家族の医療への希望を十分に把握することが大事であることがわかる。また，このような臨床試験などが行われている研究段階の医療においては，医療者であっても専門外の領域の場合には，月単位で制度が変化することにより最新の情報に追いついていくことは難しい。また，研究と保険診療の違いを患者に明確に説明することは困難が伴う。そのため，ゲノム医療の指定のない病院や専門外の医師が患者に質問されても答えられない状態を生んだと思われる。その中で，断片的な最新の情報を得た患者と医師の間で軋轢が生まれることは必然である。このような状態が医療での混乱を招いたと考えられる。この例のような大きな期待が寄せられる新たな検査法や治療法が現れた時に，医療コミュニケーションの観点から見て，迅速に整備すべき課題は多い。また，病院の体制や費用に関しても日々刻々と変化することから，情報の普及についても通常とは違う手法が求められる。

具体的には，医療者には，自分の病院の制度を整えるとともに，新しい情報を常に取得できる手段の確保が必要である。情報提供者となる専門学会，行政やマスコミ等では，迅速にできるかぎり同じ用語を使い協働してバランス良く伝えること，患者自身には，冷静に情報を見極める力を持つことなどが求められる。さらに，患者・家族が適切な医療を受けられる制度を迅速に整備してもらえるよう提言していくことも必要であろう。

例４．免疫療法

①背景及び背景にあると考えられる課題

免疫療法は，がんゲノム医療とともに第３期がん対策推進基本計画に初めて掲げられた項目である。

免疫療法自体は，数十年前から研究が行われてきていたが，科学的に効果が証明された治療法はほんの一部であり，その効果も限定的であった。しかし，一部の医療機関では，自由診療による免疫療法を謳った治療は従来より行われていた。免疫療法では，2014年に初めて免疫チェックポイント阻害薬による治療が科学的に効果があると証明され，保険収載となった。さらに，2018年に本庶佑氏がこの薬の開発によりノーベル賞を受賞したことから，免疫療法はより多くの人が夢の薬として知るところとなった。

がんゲノム医療と同様に，最新の医療と煽るマスコミ等からの情報に，わらをもすがる患者等が過剰な期待を持ってしまうのはやむを得ないことであった。そのため，自由診療にて実施されるまだ研究段階で，科学的に効果があると証明には至っていない治療に，患者等がインターネット上などで巧みに誘導され，担当医との関係性が壊れてしまうケースが後を絶たなかった。自由診療で体調が悪化した際には，そのクリニックなどでは見てもらえなくなり，元々がんの治療をしてもらっていた担当医にも戻れず，行き場を失ってしまった例もある（下井・後藤・藤原，2017)。

②医療コミュニケーションでの解決策として考えられること

科学的に効果があると証明には至っていない治療に誘導されないためには，治療の有効性と安全性の知識を持つための情報が整備され，患者が正しい知識と，冷静に情報を見極められる力を持つことが重要である。また，担当医と患者が治療に関して共通認識を持ち，その関係が強化されていることが重要である。さらには，本件では，医療制度の問題と相まって患者だけでなく，患者を親身に心配する家族や知人，マスコミ関係者など多くのステークホルダーとの関係や心情が絡みあっており，１つずつ解きほぐしていく必要があると考えられる。

また，免疫療法は，全身性の副作用が起きる可能性がある上に，再生医療も含む領域である。医師と患者が治療に関して共通認識を持てるための時間やサポート等を含めた診療環境の整備がなされ，患者への丁寧な情報提供がなされることが望まれる。

この例では，ゲノム医療であげた解決策に加え，新たな治療法に関する情報の急激な変化に応じて，多面的な課題解決が求められると考えられる。

３）医療の進歩による用語の含意の変化によるもの

例５．抗がん剤　化学療法

①背景及び背景にあると考えられる課題

従来の薬による治療は，主としてフルオロウラシルを代表とする細胞障害性抗がん剤のみを使う化学療法であった。そのため，抗がん剤と言えば，現在の細胞障害性抗がん剤のみを指し，いまだ一般に副作用の辛さの代名詞として使われている。しかし，現在では，がんの治療には，分子標的薬，ホルモン療法薬，免疫チェックポイント阻害薬など様々なタイプの薬が使われるようになってきており，単に,「抗がん剤」や「化学療法」といった際に指すものが曖昧となってきた。

第３期の基本計画でもこれらの用語は使われなくなっているが，一般的にはまだまだ，「抗がん剤」という言葉が用いられている。さらに，「細胞障害性抗がん剤」も，「殺細胞性抗がん剤」，「細胞傷害性抗がん剤」といったように，同じ意味を指す用語が数種類存在しており，用語が統一されていないのが現状である。

②医療コミュニケーションでの解決策として考えられること

このように医療で使用される用語は，類義語が多かったり，略語が使われたり，その意味する内容が医療の進歩とともに変わっていくものがある。従って，医師と患者がコミュニケーションをとる際に，その用語が意図することの確認がなされないと，コミュニケーションにおける齟齬を生じさせる要因となりうるため，注意が必要である。専門学会などにて用語の変化についての検討がなされ，その結果が周知されることが期待される。この例からは，用語はコミュニケーションの基礎であり，情報の整備として基礎となることを忘れてはならないことを改めて確認させられる。

4．患者本位のがん医療の実現のために求められる環境整備

前項では，医療の急激な進歩の中で，翻弄される患者・家族の状況を1）施策として行われている制度についての誤認，2）新たな検査方法・治療法の情報の急激な変化，3）医療の進歩とともに変わりゆく用語の3つの角度より紹介した。これらは，1つの対策をするだけで解決する課題でないことから，第1期のがん対策推進基本計画から第3期までに一環して記載されているように，「国と地方公共団体，がん患者を含めた国民，医療従事者，医療保険者，事業主，学会，患者団体などの関係団体，マスメディアなどが一体となって」，複合的な取り組みを進めていくことが必要であると考えられる。

本項では，大きく3つのアプローチとして，1）患者・家族の医療へ

表４ 患者本位のがん医療の実現のために求められる環境整備

１）患者・家族の医療への希望の把握
２）患者・家族が治療を選択するための支援
(1) 利用できる情報の整備（情報提供者の課題）
(2) 情報リテラシーの向上（患者・家族などの課題）
(3) 正しく情報が伝わるための環境整備
３）患者・家族が適切な医療を受けられる制度への提言

筆者作成

の希望の把握，2）患者・家族の治療の選択の支援，3）適切な医療を受けられる環境制度の整備，の観点から考察したい（表４）。

１）患者・家族の医療への希望の把握

がんゲノム医療の例で見られたように，同じ情報に接した際に，患者・家族が抱く希望は，医療者の目線からは計り知れないことがある。

また，現在進められている科学的根拠に基づく医療（EBM：Evidence Based Medicine）では，治療の選択を科学的根拠に基づく治療法であるかというだけではなく，患者・家族の希望や医療資源なども考慮した上で治療を決定していくとされている。患者・家族がどのような治療を希望するのか，どのような生活を望むのか等を把握することは，患者本位の医療を進めていく上で欠かせないものである。しかし，患者・家族の希望は，臨床現場では，前述のStewartらが示した患者中心の医療において求められることの中でも「①患者のこれまでの健康，疾患，病いについての経験を探る，②全人的に患者を理解する」とされたように，個別性が高いものであり，個人により，またその時の状況や周りの環境によっても変化する多彩なものである。従って，容易にリスト化できるようなものではなく，一部の患者へのインタビューにより得られるものでもない。

しかし，患者本位の医療の実現に少しでも近づけるためには，患者・家族の希望を収集して，解析し，活用していくことはその底上げの環境を作るために不可欠である。筆者らは，患者・家族の希望は，患者からの疑問や質問（PVP：Patients’ Views and Preferences）に含まれると考え，医師のみならず患者の本音に接する機会が多いと考えられる相談員や看護師や放射線技師などの様々な医療関係者，病院事務員より，医療関係者が投げかけられた患者からの疑問や質問をアンケートの形で収集し，解析を試みた。本手法により収集したデータは，患者の直接の生の声ではないというバイアスはあるものの，多角度からの患者の情報ニーズを収集することが可能であった。自由語文での収集であることから，情報の解析には質的研究の研究者が必要であり，多大な労力がかかった（井上 他，2019）。

患者のニーズや希望を新たな情報づくりなどにより医療現場に還元していくためには，出会った患者の誰でもよいから聞くことでは意味のあるデータとして集められない。それぞれの人は，疾患の種類や身体の状態，治療の状況，生活環境など多彩な背景を持っていることを考慮する必要がある。従って，今後，前述の臨床試験におけるPatient reported outcomeのように，手法の確立のための研究と解析者の育成が積極的になされることが求められる。

2）患者・家族が治療を選択するための支援

前述のStewartらが示した患者中心の医療において求められることの中でも医師が「③ 患者と共通認識を持つ」ためには，問題点と優先すべき事柄，治療などについて患者も理解し，自分の希望を伝え，医師とともに患者が治療の選択をしていく必要がある。その支援に向けて，患者が自分の病を知るための情報を作成し，その伝達のための環境の整備について（1）患者・家族が利用できる情報の整備と，（2）患者・家族の情報リテラシーの向上，（3）患者・家族に正しく情報が伝わるための環境整備に分けて考察する。

（1）利用できる情報の整備（情報提供者の課題）

情報の整備は，前述のいずれの例でも必要とされた課題であった。2016年にインターネット上の健康関連の情報サイトWELQにて根拠が不明確な医療関連記事を載せていたことがネット上で炎上したように，患者・一般向けの健康医療情報の質や作成プロセスが世の中で問われるようになってきた。特に医療の情報は命に関わることもあることから，患者・家族が利用できる情報を整備する際には，慎重に提供されるべき情報である。

情報の品質の管理がなされていることが質の良い情報提供につながる。通常の有形の製造物であれば品質管理をすることが必須であるが，情報，特にインターネット上で無償で提供される情報の多くは，品質の管理がなされていない。現在，インターネット上の健康医療の情報では，医師が監修した情報が増えた。これ自体は非常に良いことである。しかし，多くは一人の医師による執筆や監修であり，公平性・信頼性が担保されているかの判断は難しく，必ずしも質が担保されているとは言えないのではないかと考えられる。

筆者が所属する国立がん研究センターがん対策情報センターが運営するがん情報サービス（https://ganjoho.jp）では，次ページ図１のように複数の専門家と患者・市民による査読がなされ，文章の推敲と著作権の二次利用手続きをした上で情報が公開されている。このように情報の質を担保するには，情報の作成の企画から公開まで最低でも６ヵ月以上を要するというように時間と労力がかかるものである。もちろん迅速な情報提供のためには，これらの工程の効率化と時間短縮が図られていく必要はあるが，質を管理するためには，体制としての整備は欠かせない。

このような情報の質を評価する必要性が求められている背景を踏まえて，健康・医療情報のインターネット情報を認証する組織が作られ，認証基準としては，「HONCODE」(Health on the Net Foundation, 1997),「eヘルス倫理コード」(日本インターネット医療協議会, 2018）などがある。しかし，これらは，主に情報提供者や作成日など，最低限記載すべき事柄を定めたものであり，情報の内容の質まで踏み込

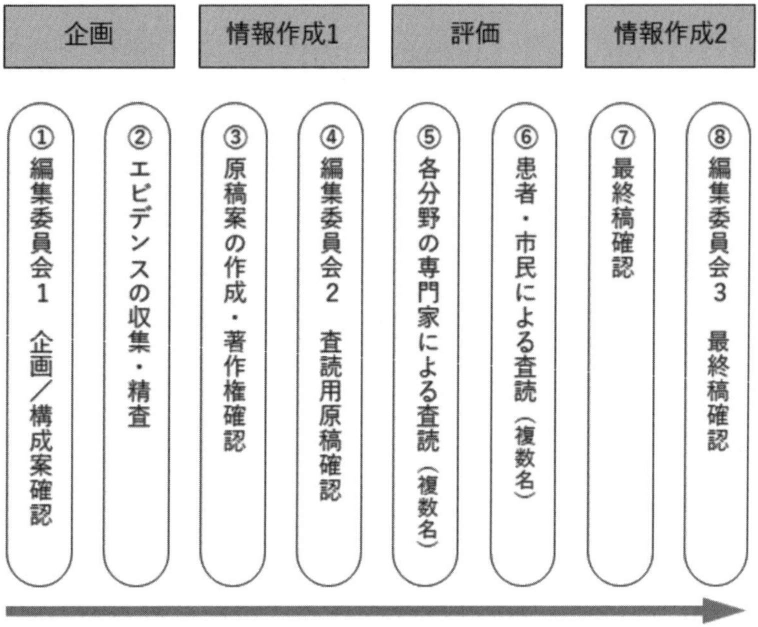

出典：国立がん研究センターがん情報サービス

図1　がん情報サービス（運営：国立がん研究センターがん対策情報センター）における情報作成の流れ

んだものではない。これらの基準が満たされたからといって，日本では品質管理がなされている情報があるとは言いがたい。イギリスのNHS（National Health Service）では，The Information Standard（NHS England, 2019）として，患者向けの医療情報の内容の作成方法についての詳細な基準を作成し，情報の品質管理の方法を示している。質の高い情報が増えるように，日本でも同様に情報の品質管理のための基準が作成されることが求められる。

患者・市民向けの医療・健康情報の質の担保について，より多くの議論がなされ，質の良い最新の情報が持続的に提供される体制を検討することは喫緊の課題である。

なお，前述のがんゲノム医療に関する用語に関しては，情報の利用者による用語の違いによる混乱を避けるため，日本臨床腫瘍学会とがん情報サービスで同一の用語説明を使うといった取り組みを開始した。例えば，「ゲノム」「がん遺伝子検査」「遺伝子変異」などの用語である。このように似て非なる用語を違う言葉で説明されると誰しも混乱する。今後は，このような組織の壁を越えた連携の取り組みが進み，患者と家族が利用できる情報が整備されていくことが期待される。

(2) 情報リテラシーの向上（患者・家族などの課題）

患者・家族が自分の病の情報を知り，情報を見分ける力を身に付けるといった情報リテラシーの向上も，前述のどの例でも必要とされた課題であった。

患者にとって，自分の病の情報を知り，理解することは治療の選択において医師と対話するために不可欠な知識である。しかし，医療の専門用語を全て平易な言葉で説明することは難しく，一定の専門用語については患者自身が学ぶことが必要となる。また，医療が不確実であることや，医療の仕組みなど，基本的な医療に関する知識についても身に付けておくということが，今後も加速度的に増える情報に翻弄されないための防御の１つとなる。

小学生などへのがん教育については，がん対策基本法でも謳われており，現在，文部科学省を中心にがん教育が進められている。がんになってから慌てて学ぶのではなく，一定の知識をあらかじめ持っておくということが肝要であり，効果的ながん教育が進んでいくことが望まれる。

(3) 正しく情報が伝わるための環境整備

正しく情報を伝えるためには，医師と患者の間のコミュニケーションが基本である。そのコミュニケーションを支えるためには，医療現場で患者らが活用できる科学的根拠に基づいた情報を作成し，正しく伝えるための環境を整えることが重要である。

しかし，情報を整備し，伝える体制を整えることは一朝一夕には難しく，継続した取り組みが必要となる。

患者・家族に情報を伝えるためには様々な手段がある。

一方向性の手段としてインターネットなどのマスレベルでのコミュニケーションや，病院や公共図書館などでのメゾレベルで伝える方法がある。双方向性の手段としては，がん相談支援センターでの相談支援など，ミクロレベルでのコミュニケーションとして伝える方法がある。双方向性の利点としては，やりとりの中での用語や解釈の誤解，不足している情報を補うこと，またその個人特有の課題に丁寧に対応することが可能である。一方でそうした対応ができるようになるための質の担保のための相談員の継続的な教育や環境整備もまた必要となる。

情報の作成と伝達が循環をすることを目指して，がん情報提供のネッ

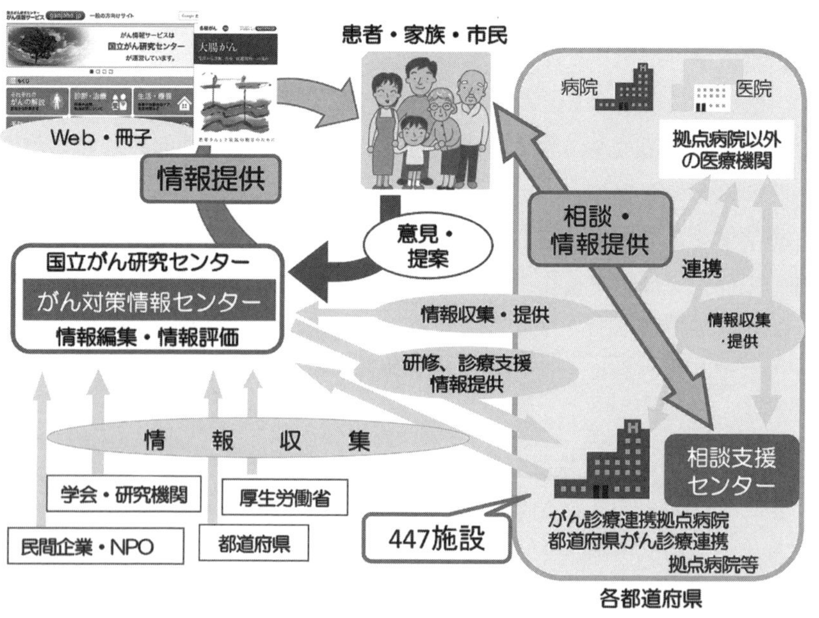

出典：国立がん研究センター

図2 現在進められている日本のがん情報提供ネットワーク

トワークの構想のもと（厚生労働省，2005），現在図２のような情報提供の取り組みが進められている。

この図を見てわかるようにがん情報提供では患者，学会，行政，民間，病院など多くのステークホルダーが情報を収集して，フィードバックし，提供した情報へのフィードバックをさらに得るという，循環型のネットワークが必要である。新しい領域の情報が必要となった際には，このネットワークに関わる関係者が替わったり，新たな仲間が加わるため，新たなネットワークの構築も同じに進める必要がある。また，疾患にかかる前の予防やがん検診の情報提供は，各自治体から行われるといったように，想定する対象者によって適切な伝え方や手法がある。ステークホルダー同士が協力し合い，医療コミュニケーションの環境をより良いものにしていくことも求められる。

3）患者・家族が適切な医療を受けられる制度への提言

がんゲノム医療のように，制度が作られても治療法がまだ開発されていない，また患者申出療養制度のように，制度ができてもなかなか実際に利用できないといったように，新しい医療に制度が追いついていかない状況がある。新しい治療や制度の恩恵を迅速に患者が受けられるよう制度を整えていくことが肝要であり，必要性について各ステークホルダーから提言していく必要があると考えられる。

5．おわりに

現在起きている医療コミュニケーション上の課題の多くは，急速に進化する医療に制度が追いつかないことが大きな要因である。さらに患者と医師のコミュニケーションが良好でないことが医療の不信につながり，結果的に適切な治療につながらないことになる。そのための情報の整備や提供環境，制度の充実が切望されている。

一人でも多くの患者が，その人にとって最適な治療を満足して受けられることを願って止まない。そのためにどのような環境を整えていったらよいのか，全てのステークホルダーがそれぞれの立場で考え，協働していくことが望まれる。

参考文献

Health on the Net Foundation（1997）“HONcode.” Retrieved January 30, 2018, from https://www.hon. ch/HONcode/Patients/Japanese/

Irizarry T, DeVito Dabbs A and Curran CR（2015）“Patient Portals and Patient Engagement: A State of the Science Review,” *Journal of Medical Internet Research*. 17（6）:e148. < https://doi.org/10.2196/ jmir.4255 >

National Cancer Institute（2020）“NCI Dictionary of Cancer Terms.” Retrieved January 11, 2020, from https://www.cancer.gov/publications/ dictionaries/ cancer-terms

Nguyen NH, Hadgraft NT, Moore MM, Rosenberg DE, Lynch C, Reeves MM and Lynch BM（2017）“A Qualitative Evaluation of Breast Cancer Survivors’ Acceptance of and Preferences for Consumer Wearable Technology Activity Trackers,” *Supportive Care in Cancer*. 25（11）: 3375-3384. < https://doi.org/10.1007/s00520-017-3756-y >

NHS England（2019）“The Information Standard.” Retrieved January 30, 2019, from https://www. england.nhs.uk/tis/

Okamura H, Uchitomi Y, Sasako M, Eguchi K and Kakizoe T（1998）“Guidelines for Telling the Truth to Cancer Patients,” *Japanese Journal of Clinical Oncology*. 28（1）: 1-4. < https://doi.org/10.1093/jjco/28.1.1 >

Pagliari C, Detmer D and Singleton P（2007）“Potential of Electronic Personal Health Records,” *British Medical Journal*. 335（August）: 330-333.

Stewart M, Brown JB, Weston W, McWhinney IR, McWilliam CL and Freeman T（2013）*Patient- Centered Medicine: Transforming the Clinical Method. London*: CRC Press.

Uchitomi Y and Yamawaki S（1997）“Truth-telling Practice in Cancer Care in Japan,” *Annals of the New York Academy of Sciences*. 809 : 290-299. < https://doi.org/10.1111/j.1749-6632.1997.tb48092.x >

Warsame R and D'Souza A（2019）"Patient Reported Outcomes Have Arrived: A Practical Overview for Clinicians in Using Patient Reported Outcomes in Oncology," *Mayo Clinic Proceedings*, 94（11）：2291-2301. < https://doi.org/10.1016/j.mayocp.2019.04. 005 >

World Health Organaization（2016 ）"Patient Engagement: Technical Series on Safer Primary Care," *Side Effects of Drugs Annual*. < https:// doi. org/10.1016/S0378-6080（10）32050-2 >

Yamaguchi K（2002）"Overview of Cancer Control Programs in Japan," *Japanese Journal of Clinical Oncology*. 32（suppl 1）：S22-S31. < https://doi. org/10.1093/jjco/hye142 >

井上洋士 , 高山智子 , 藤也寸志 , 早川雅代 , 八巻知香子（2019）「患者や家族の質問や疑問の継続的な収集方法と活用方法に関する検討」厚生労働科学研究費補助金がん対策推進総合事業平成 30 年度総括・分担研究報告書「将来に亘って持続可能ながん情報提供と相談支援の体制の確立に関する研究」(研究代表者：高山智子)

折井孝男（2018）「リスク最小化に向けた電子的情報提供の現状と課題－電子版お薬手帳と患者向け医薬品情報の連携－」『薬学雑誌』138（3）：325-329.

厚生労働省（1997）「医療法の一部改正について 発健政第 232 号」Retrieved January 11, 2011, from https:// www.mhlw.go.jp/topics/bukyoku/isei/igyou/ igyoukeiei/tuchi/091226.pdf

厚生労働省（2005）「今後のがん対策の推進について『がん対策推進アクションプラン 2005』」Retrieved January 30, 2019, from https://www.mhlw.go.jp/bunya/ kenkou/gan01/01.html

厚生労働省（2006）「 がん対策基本法」Retrieved January 11, 2020, from https://www.mhlw.go.jp/ web/t_doc?dataId=79aa8258&dateType=0&page No=1

厚生労働省（2017）「第 66 回がん対策推進協議会（議事録)」Retrieved January 11, 2020, from https://www. mhlw.go.jp/stf/shingi2/0000165402.html

厚生労働省（2018）「がん対策推進基本計画」Retrieved January 11, 2020, from https://www.mhlw.go.jp/stf/seisakunitsuite/bunya/0000183313.html

厚生労働省（2019）「がんゲノム医療の現状について」Retrieved January 11, 2020, from https://www.mhlw.go.jp/content/12404000/000504302.pdf

厚生労働省指定研究「がん対策における進捗管理指標の策定とその計測シス

テムの確立に関する研究」研究 班（2015）「指標に見るわが国のがん対策」Retrieved from https://www.ncc.go.jp/jp/cis/ divisions/health_s/health_s/020/06health_s_03_ cancer_control_all.pdf

国立がん研究センターがん対策情報センター（2015）「がん情報サービス 用語集」Retrieved January 11, 2020, from がん情報サービス website：https://ganjoho. jp/words.html

国立がん研究センターがん対策情報センター（2019）都道府県がん診療連携拠点病院連絡協議会 第13回 情報提供・相談支援部会 . Retrieved January 11, 2020, from がん情報サービス website：https://ganjoho. jp/med_pro/liaison_council/bukai/shiryo13.html

下井辰徳 , 後藤悌 , 藤原康弘（2017）「免疫療法の不適切使用の実態と問題点」『がん分子標的治療』15（2）：138-146.

日本インターネット医療協議会（2018）「e ヘルス倫理コード 3.0」Retrieved January 30, 2019, from http:// www.jima.or.jp/ehealth_code/about.html

—第３章—

コミュニケーション戦略としての科学的根拠に基づくがん予防・がん検診受診の推進

—ソーシャルマーケティングやナッジなどの行動科学を活用した行動変容へのアプローチ—

溝田 友里[1)]　藤野 雅弘[1)]　山本 精一郎[2)]

1）厚生労働省健康局健康課 課長補佐／国立研究開発法人 国立がん研究センター
　がん対策情報センター 健康科学研究室外来研究員
2）国立研究開発法人 国立がん研究センター がん対策情報センター
　健康科学研究室特任部長／世界経済フォーラム第四次産業革命日本センター
　ヘルスケアデータ政策プロジェクト長

1. がん予防・がん検診に関する エビデンス・プラクティスギャップ

改正がん対策基本法においても，がん予防やがん検診，がん教育は重要な柱となっている。

男性のがんの約半数，女性のがんの約3分の1は予防が可能であり（Inoue *et al*., 2012），がん予防に関し，十分な科学的根拠（エビデンス）のある生活習慣が国立がん研究センターがん情報サービスにおいて公開されている（国立がん研究センターがん情報サービス，2018）。この中で，がんリスクを減らす5つの健康習慣として，「禁煙する」「節酒

＊本稿の内容はすべて執筆者ら個々人の見解であり，所属する機関の公式的な見解を示すものではありません。

する」「食生活を見直す」「身体を動かす」「適正体重を維持する」が提示されており，この5つの健康習慣を実践する人は，0または1つ実践する人に比べ，男性で43%，女性で37%がんになるリスクが低くなるという推計も示されている（Sasazuki *et al.*, 2012）。しかし，それらの健康習慣に関する知識と実践を約2,000人に尋ねたところ，各項目ともに7割以上が知識としては知っていたが，実践している者の割合は少なく，特に身体活動や適正体重維持に関しては実践している者の割合がそれぞれ3割，4割と，知識と実践の差（エビデンス・プラクティスギャップ）が大きくなっていた（溝田・山本, 2012a）。

一方で，男性のがんの約半数，女性のがんの約3分の2は原因が十分明らかになっておらず（Inoue *et al.*, 2012），生活習慣の改善による予防が不可能である。そのため，がん死亡率を減少させるには，予防に加え，適切ながん検診による早期発見と適切な早期治療が重要となる。がん対策においても，がんの早期発見は重要な柱のひとつである。

がん検診の実施には，がん検診のアセスメントにより有効性の確立した科学的根拠のある検診を実施すること，がん検診のマネジメントによりがん検診の精度管理を行い，精度の改善・維持を図ること，がん検診受診率の向上を図ること，の3点が不可欠となる（国立がん研究センター, n.d.-a, n.d.-b）。すなわち，有効性の確立したがん検診を正しく実施し，多くの人に受診してもらうことで初めてがんの早期発見が可能となり，がん死亡率減少という目標の達成に繋げることができる。しかし，対策型検診を実施している胃がん，肺がん，大腸がん，子宮頸がん（女性のみ），乳がん（女性のみ）の5つのがん検診の受診率は2019年の国民生活基礎調査でも5割前後であり，諸外国との比較においてもまだまだ低い現状にある（国立がん研究センターがん情報サービス, 2020）。

2. ナッジ等の行動科学や ソーシャルマーケティング手法の活用

1）「教育的アプローチ」から「環境的アプローチ」への視点の変化

喫煙，身体活動量の少なさ，塩分摂取，アルコール摂取などはがんのみならず循環器疾患のリスクファクターである（Ikeda *et al*., 2012）。これらリスクファクターの軽減を目的に，公衆衛生，健康教育やヘルスプロモーション分野では，様々な行動科学モデルや行動変容に関する理論などを用いた地域介入が行われてきた。しかし，循環器疾患予防を目的とする36の大規模地域介入研究のシステマティックレビューによると，介入前後でのリスク減少はわずか0.65％であり，死亡率の有意な減少が見られた研究もなく，介入効果はほとんど得られていないという結果であった（Pennant *et al*., 2010）。

疾患の予防や健康づくりを目的に，様々な行動変容アプローチが実践されてきたが，これまで取り組まれてきたこれらの健康教育を主とする直接的なアプローチは，教育レベルや収入，社会的地位などの十分な資源を持つ人々の行動変容を促すことはできたが，それら資源を持たない人には期待どおりの効果が得られず，結果として社会格差の拡大に繋がる一因ともなった（Kawachi, 2014; Lorenc *et al*., 2013）。

このような背景により，行動変容において，従来の「教育的アプローチ」から，健康づくりなどを目的とする行動を選択しやすい環境を作る「環境的アプローチ」へとアプローチの変化が起こった。その方法として，従来のモデルや理論に行動経済学や心理学，社会学，ソーシャルマーケティング手法などの要素を加味した新たな行動科学的アプローチが期待されるようになってきた（Kawachi, 2014; Roberto and Kawachi, 2014; Thorgeirsson and Kawachi, 2013）。

2）ソーシャルマーケティング

ソーシャルマーケティングの定義は様々なものがあるが，共通する基本的な特徴は，(1) 考えの変化にとどまらず行動を変化させること，(2) システマティックに計画されたプロセスを用い，そのプロセスに商業マーケティングの概念や技法を適用すること，(3) 対象者をセグメント[1]に分け，優先順位の高いセグメントを1つまたは複数選んで焦点を当てること，(4) 対象となる人々と社会に利益をもたらすものであること，と言える（Lee and Kotler, 2016)。

ソーシャルマーケティングでは様々な理論を統合して用いることが有用とされている（NSMC, 2011; Chichirez and Purcărea, 2018)。よく用いられる行動科学理論として，トランスセオレティカルモデル（Transtheoretical Model）（Prochaska, DiClemente and Norcross, 1992)，ヘルス・ビリーフ・モデル（Health Belief Model）（Rosenstock, 1974)，計画的行動理論（Theory of Planned Behavior）（Ajzen, 1985)，社会的認知理論（Social Cognitive Theory）（Bandura, 1986)，セルフエフィカシー（Self-efficacy)（Bandura, 1986)，ローカスオブコントロール（Locus of Control)（Rotter, 1966)，ソーシャルサポート（Social Support）（Cohen and Wills, 1985; Lerman and Glanz, 1996)，イノベーションの普及理論（Diffusion of Innovations）（Rogers, 2003）などが挙げられる（Luca and Suggs, 2013)。

このように，ソーシャルマーケティングはマーケティングのみならず他の概念の知識や技術などを統合し活用していくことが推奨されており，それ自体が独立した理論であるというよりは，人々の行動に影響を与える方法を導き出すために，心理学，社会学，人類学，コミュニケーション理論などの様々な知識やアプローチを活用するための枠組みであると言える（Gordon *et al.* 2006)。

1　マーケティングの技法のひとつである市場の細分化（セグメンテーション：消費者を共通のニーズを持ち，目的とする行動において認識や価値観，プロセスなどが似通った集団に分けること）によって分けられたグループをセグメントという。

3）ナッジ

Nudge（ナッジ）の元々の意味は「ひじで人をつつく」であり，Thaler and Sunstein（2008）によると，「人々を強制することなく，望ましい行動に誘導するようなシグナル，仕組みまたは戦略」であり，「知らず，知らずのうちに」行動を起こさせるアプローチである。人々が行動を選択するときのくせ（惰性・バイアスなど）を理解して，強制することなく，選択の自由を確保した上で，人々が望ましい行動を選択するように導くアプローチであると言える。「知らず，知らず」であるからこそ，社会的に合意された「正しい解」が存在するものを対象とする必要があり，合理的（最適）な判断ができない人を導くという観点から，公衆衛生政策や保健政策との相性が良いと考えられる。

ナッジのフレームワークにはEAST(Halpern, 2015), MINDSPACE（Institute for Government, 2010; Halpern, 2015）などがある。たとえばEASTは，Easy（簡単で楽な行動を選ぶ），Attract（言葉や印象，出来事など，魅力的に感じられるものを選ぶ），Social（多くの人がやっていること，社会規範に影響を受ける），Timely（タイムリーな働きかけに反応しやすい）から構成される。

筆者らも，「環境的アプローチ」として，ソーシャルマーケティングの手法をベースに，従来からの行動科学モデルや比較的新しいナッジ等の行動経済学の要素を戦略的に取り入れることとし，綿密な調査を繰り返し科学的評価を積み重ねながら，がん予防行動およびがん検診受診に関する普及・実装研究（Dissemination & Implementation Research）に取り組んできた。具体的な取り組みとして，禁煙・防煙や野菜摂取量増加，適正体重の維持，身体活動量の増加，禁煙外来受診勧奨，がん検診の個別受診勧奨，がん検診精密検査受診勧奨，肝炎ウイルス検査受検勧奨，小学生のがん教育などがある。これらの取り組みについては，筆者らが運営している「希望の虹プロジェクト」ホームペー

2 「希望の虹プロジェクト」ホームページ <http://rokproject.jp/kenshin/>

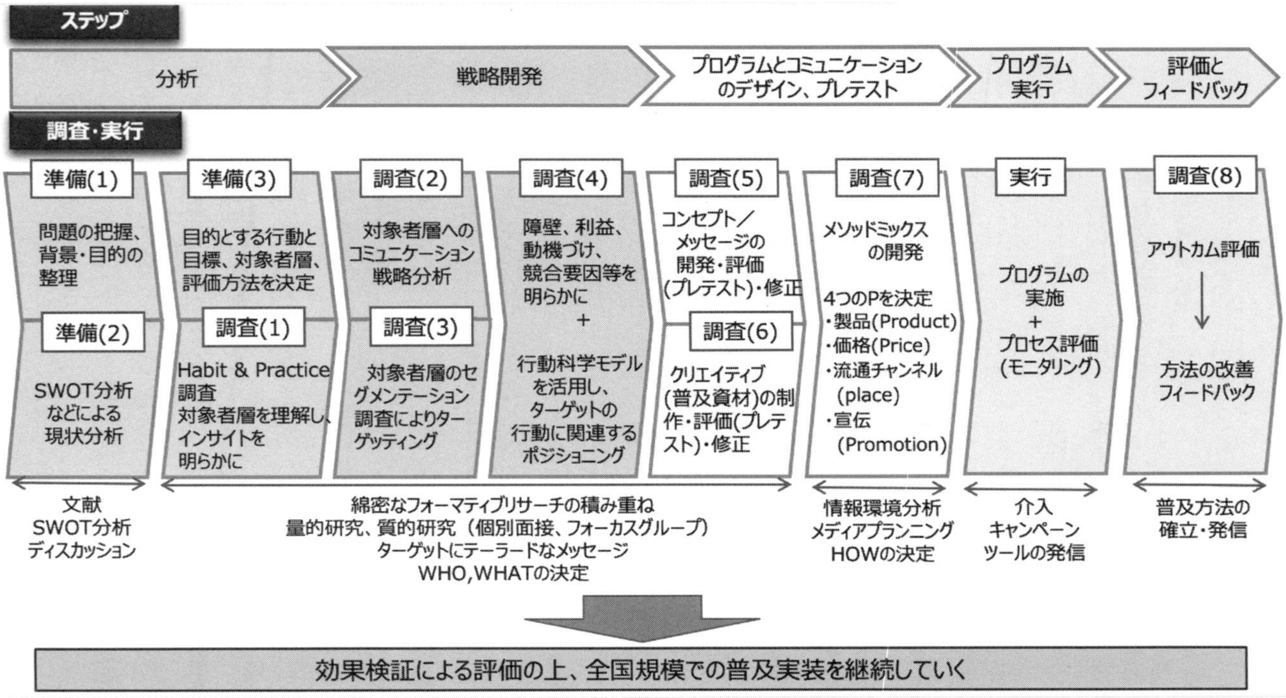

図１　ソーシャルマーケティング手法による普及プログラムの流れ

ジを参照されたい[2]。

本稿では，「希望の虹プロジェクト」における禁煙・防煙に関する取り組みをもとに，ソーシャルマーケティングを中心としたフレームワークや具体的な進め方を紹介し，がん検診受診勧奨に関する取り組みをもとに，ナッジなどの行動科学的アプローチの活用事例を紹介する。

3. 実践例1：
大学生を対象とする禁煙・防煙キャンペーン

（溝田・山本, 2011; 2012a）

図1に，ソーシャルマーケティング手法を活用した普及プログラムの流れを示した。流れの作成には，代表的なソーシャルマーケティングのステップを参考にした（McKenzie and Smeltzer, 2000; Weinreich, 2010; NSMC, 2011; Lee and Kotler, 2016)。

以下，図1の流れに沿って，大学生の防煙・禁煙キャンペーンの取り組みを紹介する。

1）分析

① 準備（1)，準備（2)，準備（3)：現状分析，介入の目的とする行動と目標，対象者層等の決定

この取り組みでは18 ～ 22歳を対象年齢とすることとした。根拠は以下のとおりである。

1） 成人男性の３割が18 ～ 22歳の間に喫煙を開始するという全国規模の喫煙率の調査結果

2） 喫煙年数からその多くが禁煙治療の保険適応外である（計画策定当時)

3） 成人および中高生に比べ，防煙・禁煙対策があまり行われていない

4） 18 ～ 22歳の間に喫煙を開始する男性の25％が防煙できたとす

ると，年間 31,800 人の全死亡，14,900 人の全がん死亡を回避できると試算できた

5）喫煙開始を大学卒業後に遅らせると，将来的に年間 1,200 人のがん死亡を回避できると試算できた

以上に加え，同年代の中でも，介入対象となる集団の大きさや，研究における効果測定の実施可能性などから総合的な検討を行い，大学生を介入対象とした。

② 調査（1）：Habit & Practice 調査

喫煙行動に関連する要因を特定するための Habit & Practice 調査として，首都圏大学生を対象に面接調査とフォーカスグループインタビューを行った。対象は，喫煙状況，大学の偏差値などの多様性を考慮して選んだ男女 24 人である。

分析の結果，喫煙者において喫煙行動に対して特に強いこだわりがあるわけではなく，友人，サークル等の所属する集団の影響で「なんとなく吸っている」傾向が見られた。また，喫煙者，非喫煙者とも喫煙のリスクに関する知識はあるものの，同席する際には煙などに配慮しているため，互いに気にならないと感じていること，非喫煙者においても「吸わない」ことを決意しているわけではなく，「なんとなく吸っていない」ことなどが明らかになった。すなわち，喫煙者，非喫煙者とも，たまたま吸っている／吸っていない，喫煙に対する言わば「無関心層」であると言える。

一方で，ほとんどの回答者が，現在，最も関心のあることとして「就職」を挙げた。

2）戦略開発

① 調査（2）：対象者層へのコミュニケーション戦略分析

対象者層に喫煙やたばこがどのようなイメージで伝えられているかを特定するためのコミュニケーション戦略分析を行った。具体的には，

18～22歳の大学生に支持されている雑誌や漫画などを中心に，喫煙シーンがどのように描かれているか，どのようなたばこ広告が掲載されているかなどを調べた。結果として，青年向け漫画などでは喫煙シーンが見られ，たばこ広告も少なからず掲載されていること，喫煙は「不良」が行うものではなく，日常的な行為として自然に描かれていることなどが明らかになった。

② 調査（3）：セグメンテーション調査とターゲッティング

まずは対象の大学生を，価値観などの特性からいくつかのパターンに分けるセグメンテーション調査を行った。次に，喫煙行動，禁煙行動に関連する要因を特定し，ターゲットの行動に関する行動モデルを作成し，ポジショニングを検討するための調査（後述）をオムニバス調査として行った。

調査はウェブ調査で，18,558人から同意が得られた。そのうち，性別および喫煙状況（喫煙者，禁煙者，非喫煙者で喫煙意図あり，非喫煙者で喫煙意図なし）をもとに抽出した男女2,000人を対象として調査を実施し，回答を得た。

主たる介入対象者である男性1,000人の回答をもとに，価値観などを尋ねる項目について因子分析を行った結果，大学生を特徴づける4つの軸が浮かび上がってきた。そこで，次に続くセグメンテーションにおいてセグメントの特性をイメージしやすいよう，4つの軸の因子名を「自己中心的」「社交性」「情報感度」「無気力」とした。

これらの因子をもとに回答者のクラスター分析を行った結果，「流されやすいセグメント」「情報感度が高いセグメント」，いずれの因子においても平均的な「特徴がないセグメント」の3つに分類することができた。各セグメントの特徴および分布，喫煙者割合などを検討し，ある程度の割合で存在し，かつイノベーションの普及理論を参考に，その他の層への影響が期待できること，情報伝達がしやすいことなどから（Rogers, 2003），ターゲットを「情報感度が高いセグメント」とした。

③ 調査（4）：喫煙行動に関連する要因の調査とターゲットの行動モデルの作成，ポジショニング

ターゲットのセグメントの喫煙行動に関する行動科学モデルの構築については，ヘルス・ビリーフ・モデル（Rosenstock, 1974），計画的行動理論（Ajzen, 1985），Prototype/Willingness model（Gibbons *et al.*, 1998）などをもとに，調査（3）と同時に行ったウェブ調査のデータを用いてモデルを作成した。その結果，大学生の喫煙には，受容（流されやすさ）や喫煙の不利益の自覚，リスクイメージ，主観的規範，命令的規範，統制感などが関連していることが示され，それらを考慮したポジショニングを検討した。

3）プログラムとコミュニケーションのデザイン，プレテスト

① 調査（5）：コンセプト（概念）／メッセージの開発と評価（プレテスト），修正

調査（1）～（4）の分析結果に基づき，それぞれのセグメントに対する介入戦略作りのためのコンセプト（概念）／メッセージの作成を行った。実際に商品の広告やCMの作成などで用いられている方法をもとに，ターゲットのインサイト（Insight；対象者の深い理解，深層心理）に基づき，便益（ターゲットにとっての利益），ACB（Accepted Consumer Belief；便益の重要度を上げるような情報や刺激），RTB（Reason to Believe；便益が実現されると信じる理由）が含まれるように，13個のコンセプトを作成した。また，コンセプトの作成にあたり，インセンティブと損失回避，タイムリネス，社会規範などのナッジ理論も活用した。

続いて，作成したコンセプトを用い，介入の対象となる大学生（男性／女性，喫煙／非喫煙者）14人を対象にフォーカスグループインタビューを行い，それぞれのコンセプトに対して防煙・禁煙意図の変化を測定し，評価を行った。コンセプトの理解度（comprehension），目新

しさ（distinctiveness），自分への関連性（relevancy），防煙・禁煙意志の有無などを指標に評価した。

結果として，先述の調査（1）でも最も関心が高かった「就職」がキーワードとなり，「就職のためにたばこを吸わない」というコンセプトが非常に強い影響を持つことが示された。

② 調査（6）：クリエイティブ（普及資材）の制作・評価（プレテスト），修正

コンセプトに合わせたクリエイティブ（普及資材）の原案を13個作成し，そこから討議を重ね，最終的には『TRUE FALSE　就活のデマホント』（図２上）と『スーカツくん就活中！』（図２下）の２案に絞った。

次に，介入対象となる大学生の喫煙者・喫煙関心者８人を対象に，個別面接によるクリエイティブの評価を行った。両案とも評価が高く，受け入れられていたが，『TRUE FALSE　就活のデマホント』の方がやや好まれる傾向にあった。両案についてそれぞれ長所，改善点などが示された。

調査の結果を受けて，クリエイティブとして『TRUE FALSE　就活のデマホント』を採用した。判断基準は，内容の信頼性や目の引きやすさ，話題になりやすさ，キャンペーンの継続可能性，普及資材としての提供のしやすさ（利用者が利用目的・対象に合わせて内容の改編が行える）などである。

コンセプトを具体化していく際には，「たばこを吸うと就職できない」といった，喫煙者を否定するようなfear appealとはしなかった（Witte, Meyer and Martel, 2001）。効果的なappealにするための「罹患性」「重大性」「有益性」「自己効力感」の４要素を含み（Hale and Dillard, 1995），「就職活動を機に，自分の人生や社会に出ることを考えるのと同様に，たばこを吸うことについても考えてみよう」というメッセージとした。

案①『TRUE FALSE　就活のデマホント』

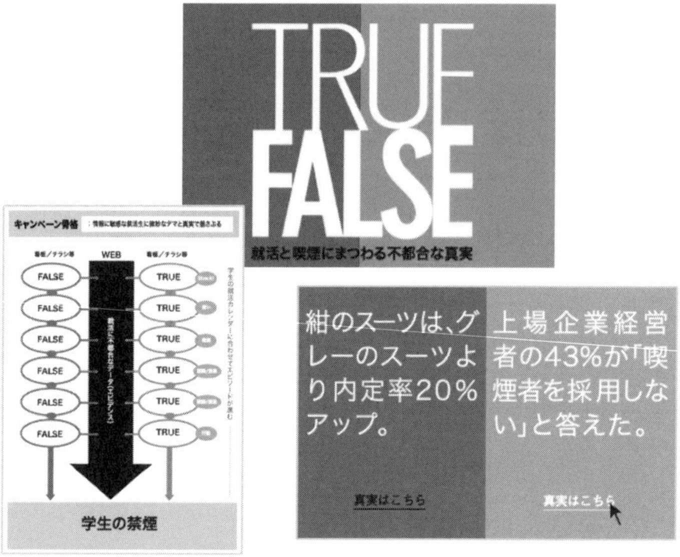

案②『スーカツくん就活中！』

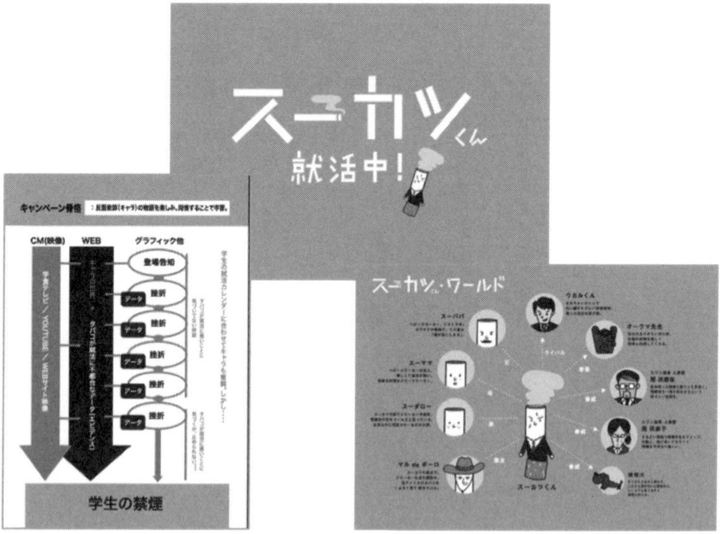

図２　大学生の防煙・禁煙のためのキャンペーン案

③ 調査（7）：メソッドミックスの開発

キャンペーンの実施にあたり，下記，４つのＰ（Weinreich, 2010）を設定した。

製品(Product)：たばこを吸わない（非喫煙者），禁煙（喫煙者）
価格(Price)：喫煙者同士のコミュニケーション，気晴らしなど
流通チャンネル(Place)：テレビ，新聞，インターネットニュース，大学生の口コミ，就職情報サイト，メーリングリスト，SNS，ブログ，ツイッター（twitter）
宣伝(Promotion)：「就職を機にたばこをやめる（吸わない）」，雇用側が就職応募者の喫煙についてどのように考えているのか，エビデンス（調査データ）や人事担当者の生の声によって示す。

以下，詳細を示す。

・キャンペーンテーマの決定

クリエイティブの開発・評価の結果から，最終的には「TRUE FALSE－就活と喫煙にまつわる不都合な真実－」を禁煙・防煙プロジェクトのテーマとした[3]。ソーシャルマーケティングのトレンドであるedutainment（娯楽と教育を兼ねる）の要素も取り入れた（Cheng, Kotler and Lee, 2009）。就職活動に関するTRUE FALSE（ウソホント）としては，就職に関して学生の間で言われているような都市伝説をFALSE，喫煙と就職に関する調査データなどをTRUEとして，様々なTRUE FALSEを作成した。

・追加調査：「喫煙と就職」のエビデンスの構築（溝田・山本，2012b）

非喫煙者であることを採用条件とする企業がいくつか存在していることは新聞などでも報道されていた。一方，非喫煙者を採用条件としている企業の分布や採用担当者の認識などは明らかになっていなかった。そ

3　TRUE FALSE－就活と喫煙にまつわる不都合な真実－＜https://www.youtube.com/watch?v=2YnjHeWA5GQ&t=40s＞

こで，普及に用いる「喫煙と就職」に関するエビデンスの構築を進めた。具体的には，企業の人事担当者を対象に，喫煙と採用に関する3つの調査（個別面接，郵送調査，ウェブ調査）を実施した。

調査の結果として，非喫煙者を採用基準とする企業が少なからず存在すること，その傾向は今後強まっていく可能性が高いこと，人事担当者の約半数が新社会人や大学生が喫煙することに対して好感が持てないと感じていることなどが明らかになった。

・コンテンツの作成

作成したTRUE FALSEをもとに，キャンペーンのウェブサイトを立ち上げた。ウェブサイトでは，TRUE FALSEだけでなく，上記の喫煙と就職に関する調査結果の詳細やたばこによる健康被害，禁煙方法，禁煙に関するリンク集なども掲載し，情報提供を行うこととした。また，TRUE FALSEを中心に，音楽やロゴなどを組み合わせたムービーも作成した。

・情報環境分析とメディアプランニング

「就活」に関わる大学生の情報環境分析を目的に，ターゲットである「情報感度が高いセグメント」から，就職活動中の大学3年生と就職活動後の4年生の男性喫煙者各4人の計8人を対象に，個別面接を実施した。面接の結果，本人やタイプの似た周囲の友人には，マスコミ業界や広告代理店などの人気が高いこと，就職活動の際の具体的な情報源として，就職情報サイト，掲示板，ブログ，ツイッター（Twitter），新聞などを用いていること，インターネットが就職活動の中心的なツールとなっていることなどが明らかになった。

続いて，情報環境分析の結果を検討し，PR実務者を中心にメディアプランニングを行った。キャンペーン用のウェブサイトやフェイスブックに加え，テレビ，新聞，インターネットニュースなどを活用した。

4）実行：プログラムの実行とプロセス評価

① ウェブサイト

キャンペーンのウェブサイトやフェイスブックから様々なコンテンツを公開した。

②「喫煙と就職」に関する調査結果の公表

キャンペーンの話題性を高めるため，エビデンス構築のために実施した，企業の人事担当者を対象とする喫煙と採用に関する3つの調査（個別面接，郵送調査，インターネット調査）の結果（溝田・山本，2012b）を，シンポジウムとタイミングを合わせてメディア等へリリースした。

③ シンポジウムの開催

‘大学生の就職活動と喫煙の関係を考えるシンポジウム「就活と喫煙にまつわる不都合な真実」’と題して，大学生を対象にシンポジウムを開催した。シンポジウムの参加者における認識の変化を直接の目的としているが，メインの目的としては，シンポジウムをきっかけにメディアに報道されることを通じて，より広い対象者にメッセージを届けることを意図した。

プロセス評価として，シンポジウム参加者にアンケートを行い，理解度，意図の変化，感想などの確認を行った。

④ マスメディアの活用

テレビ，新聞，インターネットを中心に戦略的なPRを行った。プロジェクトの企画の段階よりNHKの取材を受けながら進めることとしたため，喫煙と就職に関する調査結果やシンポジウムがテレビ番組で取り上げられた。また，シンポジウムの様子は当日のNHK総合「ニュースウォッチ9」で特集され，7分20秒間放送された。喫煙と採用に関する調査結果は，NHK総合「お昼のニュース」，NHK総合「biz・スポ」にて，それぞれ1分30秒間放送された。その他，日本経済新聞をはじめとする新聞6紙に掲載された。時事通信からもこの様子は発信され，Yahoo!ニュースを始めとする数多くのポータルサイトから発信された。

5）評価とフィードバック

① 調査（8）：アウトカム評価とフィードバック

ソーシャルマーケティング手法の行動変容プログラムへの応用の評価に関しては，現段階では確立した評価手順が存在せず，開発途上にある。そのため，今回の評価については，PR効果の評価やマーケティングにおける評価手法を参考とした。

普及にあたっては，企業における商品をPRする際の基本である，「広告投下量を多くすると，認知度が上がる」×「認知度が上がると，買おうとする気持ちが強くなる」という関係に習った。そして「‘たばこを吸うと就職に不利’のコンセプトをメディアに載せて認知度を上げる」×「コンセプトを知ると，たばこを吸わない（防煙・禁煙）という気持ちが強くなる」という2つの柱を普及のための目標として，「禁煙・防煙」キャンペーンを実施した。

評価についても，2つの柱のそれぞれについて，情報流通経路やメディア露出の調査，広告換算，シンポジウム参加者アンケートなどによって効果の測定を行った。

「‘たばこと就活’のコンセプトをメディアに載せて認知度を上げる」に関しては，シンポジウムなど本研究の取り組みや調査結果がNHK報道番組で3回，日本経済新聞など新聞6紙，Yahoo!ニュースなど30以上のポータルサイト，4,000以上のブログなどで紹介された。

「コンセプトを知ると，たばこを吸わない（禁煙・防煙）という気持ちが強くなる」に関しては，シンポジウム参加者に対する会場アンケートによる評価を用いた。シンポジウム前後による比較では，「喫煙で就職が不利になる可能性」があると思っていたのはシンポジウム前では25.6％だった。それがシンポジウム後では82.1％に増加した。「今後，喫煙と就職の関係は強くなっていく」と思うと回答したのは76.9%,「喫煙で就職が不利になる可能性について周囲の人に教えてあげたい」と答えたのは84.6%と高く，コンセプトは信頼されており，口コミ効果も期待できることが示された。また，便宜的な評価ではあるが，テレビ，新聞，ポータルサイトによる報道を広告換算してみると，少なくとも8,421万円以上の広告効果があり，テレビと新聞の報道に触れた人数の推計では，2,400万人以上の人の目に触れたものと想定される。

喫煙率の変化や社会全体の認識の変化などの長期的な評価やインパクト評価は行っていないが，がん予防に関する新しい規範を形成し，メディア等を戦略的に活用できた。それによって，より広い普及と社会規範としての醸成を目指す目標が達成され,「喫煙と就職」というコンセプトによる本プログラムは，十分な成果が得られたと言える。

4. 実践例2：がん検診受診勧奨資材の開発と提供
(溝田・山本, 2017)

1) がん検診受診勧奨資材作成の背景

がん検診受診の行動変容には，個別通知によるコール・リコール（勧奨・再勧奨）が有効であることが明らかになっているが（CPSTF, 2010)，我が国の受診率は先進国の中でも低い。国民への直接の働きかけは自治体など各実施主体に一任されており，現場では十分な資金的・専門的・人員的サポートが得られないまま，担当者の意欲や能力，環境に依存した場当たり的な対応とならざるを得ない。そこで,「希望の虹プロジェクト」では，ソーシャルマーケティング手法やナッジ等の行動科学を活用したがん検診受診行動に有効な個別受診勧奨用資材の開発と評価研究を行うとともに，効果の検証された資材を自治体などの実施主体に提供することとした。

本取り組みでは，図3に示すように，がん検診受診勧奨用資材として，コール（受診勧奨）用リーフレット，リコール（未受診者への再勧奨）

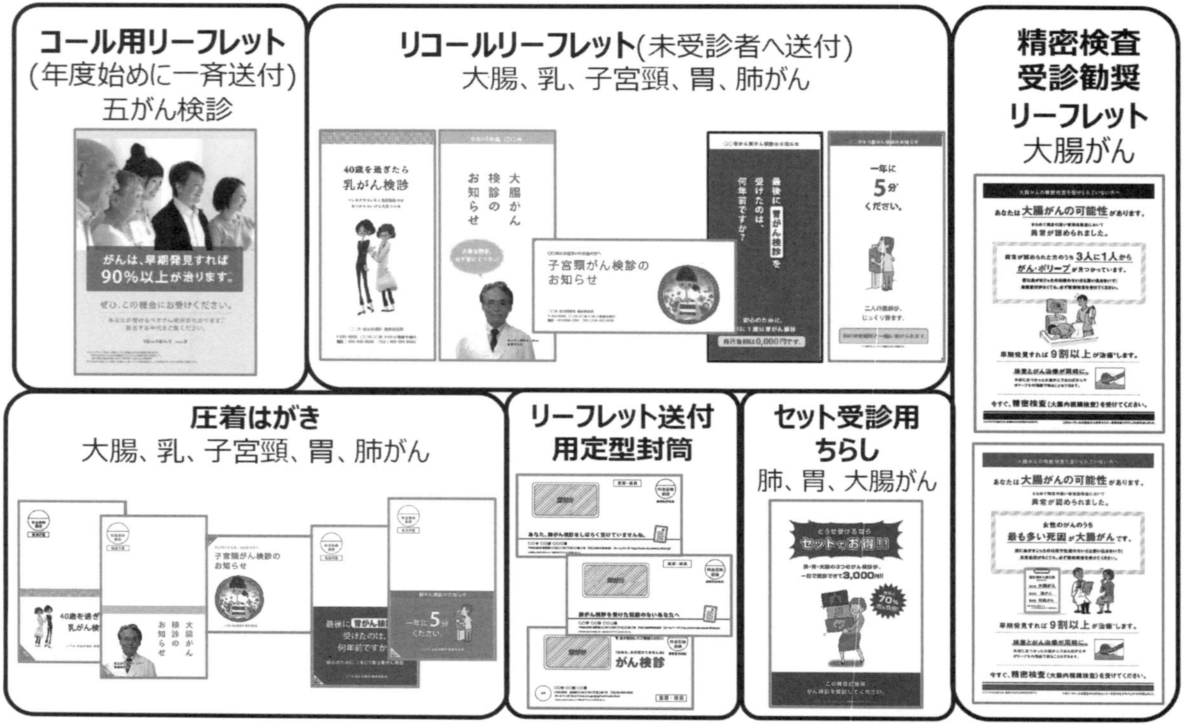

希望の虹プロジェクトホームページにて電子ファイルを無償で提供（http://rokproject.jp/kenshin/）[4]

図3　がん検診・精密検査　受診勧奨用資材

用リーフレットと圧着はがき（胃がん，肺がん，大腸がん，子宮頸がん，乳がんの５つのがん種それぞれ），リーフレット送付用封筒，セット受診チラシ，大腸がん検診精密検査受検勧奨資材の合計22種類を作成した[4]。

例として，図４に乳がん検診リーフレットを，図５に肺がん検診リーフレットを示す。

2）コミュニケーション戦略

①ソーシャルマーケティング手法や行動科学の活用

乳がん，大腸がん，子宮頸がん，胃がん，肺がん検診に関して，がん検診未受診者への面接調査などから明らかになった，未受診者のセグメントとインサイト，効果のあるメッセージをまとめたものを表1に示す。

まず，対象者に個別面接やフォーカスグループインタビューを繰り返し，それぞれのインサイトからセグメントに分けた。次いで，それぞれのセグメントに対する個別面接やフォーカスグループインタビューを繰り返し，それぞれインサイトに基づく行動変容のために伝えるべきメッセージを検討した。それらのメッセージと中心にリーフレットや圧着はがき等の受診勧奨資材を作成したが，さらに，資材には，ヘルス・ビリーフ・モデル（Health Belief Model）（Rosenstock, 1974）に基づき,「認知の変化」「障壁を取り除く」「きっかけを与える」の３つの要素にも対応する内容とした。

面接調査の結果，乳がん検診や大腸がん検診に関しては，計画的行動理論（Theory of Planned Behavior）（Ajzen, 1985）とがんへの不安（cancer worry）（Hay, Buckley and Ostroff, 2005）の組み合わせから，がん検診受診に関して,「自分は絶対に大丈夫」という「無関心者」,「がんが見つかるのが怖い」から検診を受けていない「関心者」,受ける意思はあるが，きっかけがない「意図者」の３つのセグメントに

4　希望の虹プロジェクト「ソーシャルマーケティングを活用した『受診勧奨資材』」<http://rokproject.jp/kenshin/>

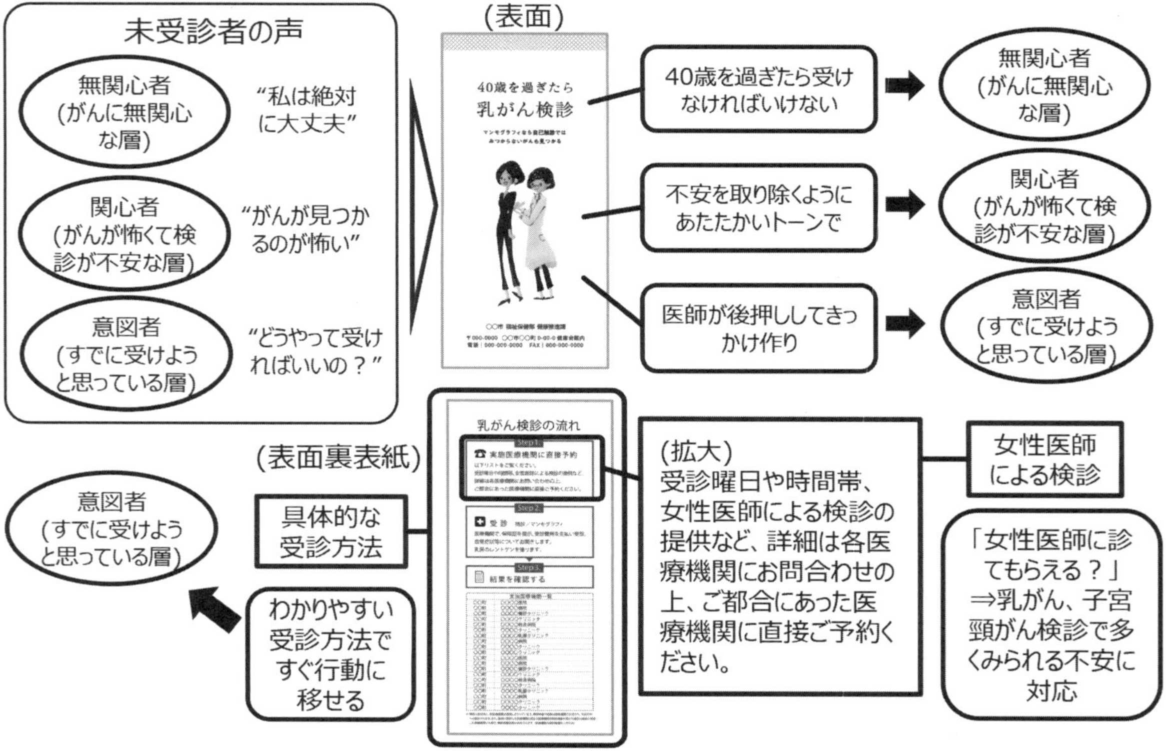

図4　乳がん検診リーフレット（表面）

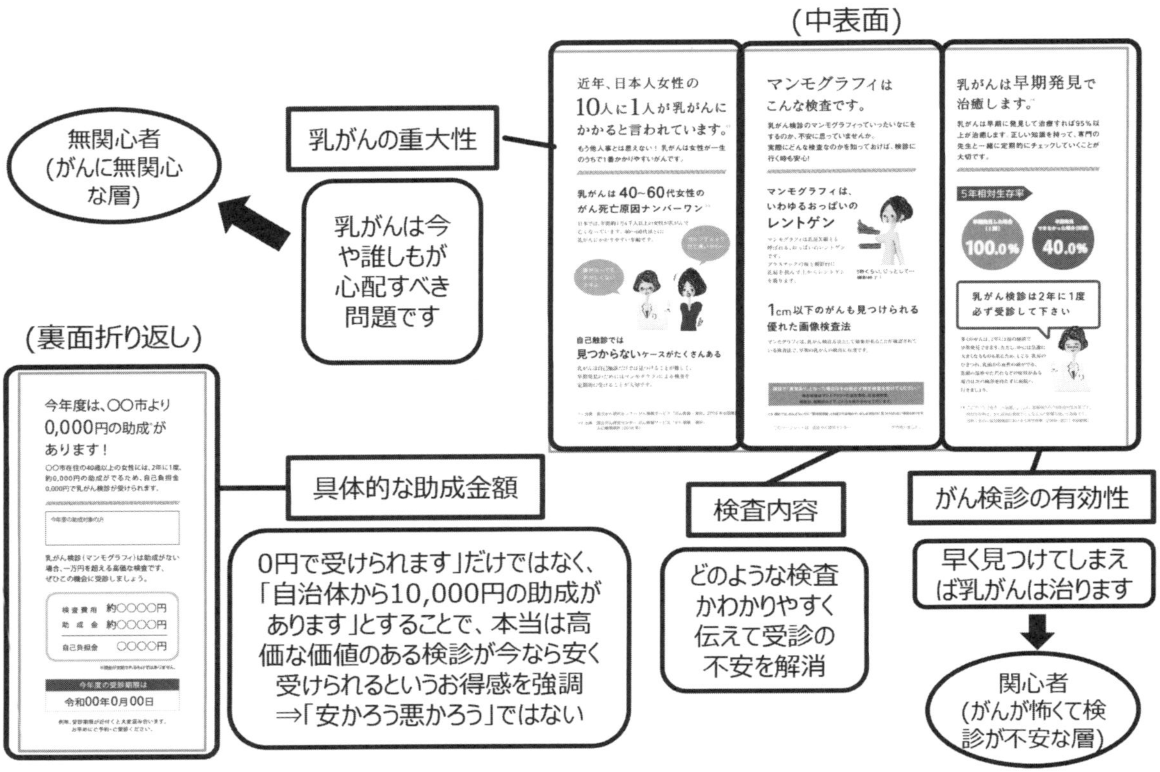

図4　乳がん検診リーフレット（中表面）

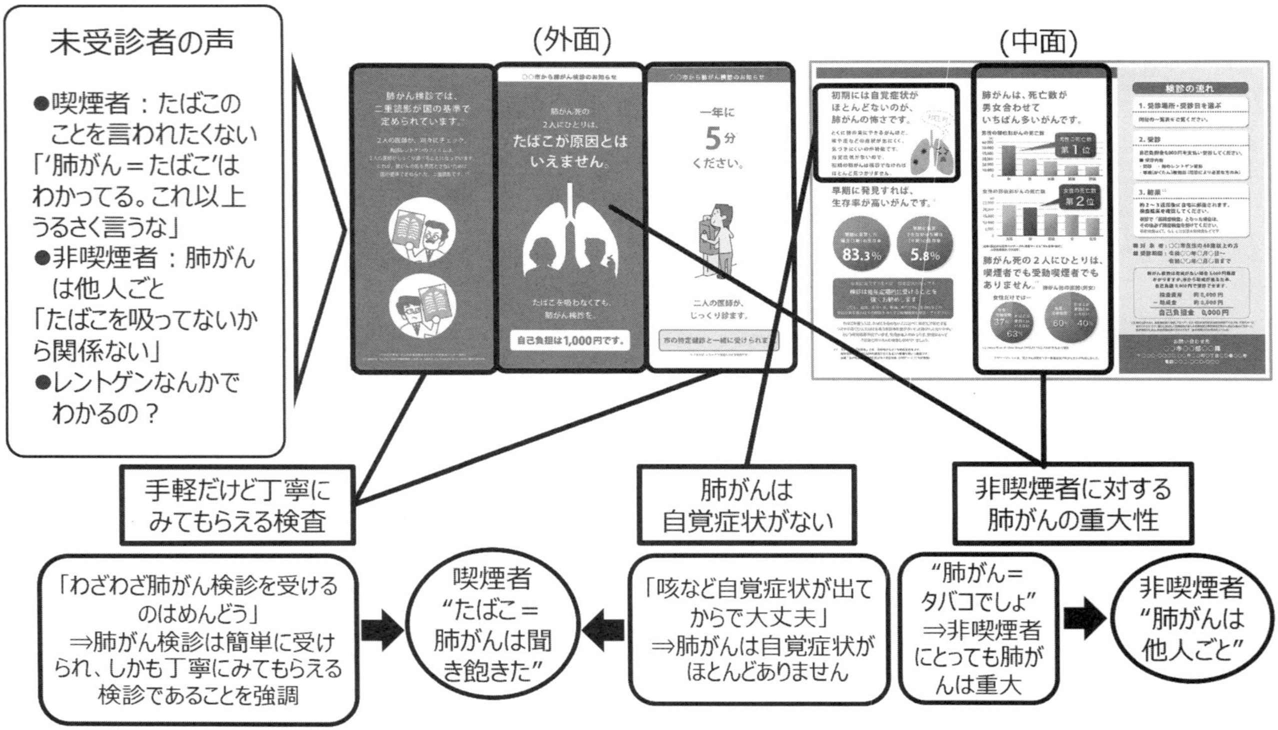

図5　肺がん検診リーフレット

表１　がん検診未受診者のインサイトと受診行動に効果的なメッセージ

がん種	未受診者のセグメント	インサイト	効果のあるメッセージ
乳がん[1] 大腸がん[2] 子宮頸がん[3] 胃がん[3]	無関心者（受診意図が低く，がんへの不安が弱い層）	私は絶対に大丈夫	「がんは今や誰しもが心配すべき問題です」
	関心者（受診意図が低く，がんへの不安が強い層）	がんが見つかるのが怖い	「早く見つけてしまえばがんは治ります」
	意図者（受診意図が高い層）	どうやって受ければいいの？	動作指示（わかりやすく具体的ながん検診受診の方法）
肺がん[3]	喫煙者	「たばこ＝肺がん」は聞き飽きた たばこが悪いのはわかってるけど責められたくない	「たばこ」には触れずに検診の有効性を伝える
	非喫煙者	「肺がん＝たばこ」でしょ 非喫煙者には関係ない	「非喫煙者でも肺がんになります」
	喫煙者・非喫煙者	レントゲンなんかで何がわかるの？ 昔からずっと受けてきたのに今さら？	「二人の医師が丁寧にみる質の高い検査です」

1) Harada *et al.* (2013) および Ishikawa *et al.* (2012) より作成
2) Hirai *et al.* (2016) より作成
3) 個別面接・フォーカスグループインタビューより作成（溝田・山本〔2017〕）

分かれた（Harada *et al.*, 2013; Ishikawa *et al.*, 2012; Hirai *et al.*, 2016）。

続くメッセージの開発では，乳がん検診，大腸がん検診，子宮頸がん検診，胃がん検診に関しては，「絶対に大丈夫」という無関心者に対しては，「がんは今や誰しもが心配すべき問題です」というメッセージを，「がんが見つかるのが怖い」という関心者に対しては，「早く見つけてしまえばがんは治ります」というメッセージを，受診のきっかけがなかった意図者に対しては，「具体的な動作指示」を伝えることとした。また，乳がん検診や子宮頸がん検診に関しては，資材作成の過程の面接調査から「女性医師に診てもらえるか不安」という声が少なからず見られたため，予約の際に女性医師について問い合わせ可能という記載も追加した。

また，無関心者向けの「がんは人ごとではありません」「(乳がんの)セルフチェックでは遅いかも」「自覚症状が出てからでは遅いかも」というメッセージに関しては，単なるfear appealとならないよう，「早期発見で治ります」と安心させるメッセージも加えた（Witte, Meyer and Martel, 2001）。

肺がん検診未受診者に関しては，喫煙者と非喫煙者の2つのセグメントに分けられた。喫煙者にとっては，「たばこのことを責められたくない」という強い意図が見られた。一方，非喫煙者においては，「肺がんは自分には関係ない」というインサイトが多く見られた。すなわち，いずれの層にも「たばこ＝肺がん」は深く浸透しており，そのことが逆に肺がん検診受診を遠ざけている可能性が明らかになった。また，喫煙者・非喫煙者のいずれにとっても肺がん検診で用いるレントゲン(胸部X線)は，「何を調べているのかはわからないけれど」子どもの頃から慣れ親しんだ検査方法であり，「高度な検査」ではないことから，「レントゲンなんかで何がわかるの？」という，検査を軽んじる傾向も見られた。

メッセージ開発にあたっては，「たばこ＝肺がん」が浸透していることが逆に受診の妨げになっている可能性を考慮し，喫煙者に対しては「たばこ」には触れずに検診の有効性を伝えるメッセージとした。すなわち，喫煙者に対する肺がん検診の受診勧奨において，あえて「たばこ」には触れないという，コミュニケーションの入り口の転換を行うこととした。また，非喫煙者に対しては，むしろ「肺がん＝たばこ」を打ち消し，「非喫煙者でも肺がんになります」というメッセージを作成した。

② ナッジ等の活用

代表的なナッジにインセンティブがある。今回作成したリーフレットでは，すべてのがん種に関して，受診に必要となる費用の示し方を「今年度は，○○市より○○○○円の助成があります！」という記載にしている。これは，「『無料』や『500円』で受けられる」と受診の際に実際に対象者が支払う金額を強調するのではなく，「検診費用は○○○円」と原価を記載することで，「本当は高額な検診が補助により安価に受けられる」という「インセンティブ（お得感）」を強調することを目的としている。また，面接調査において，自治体が安価で提供するがん検診の質への不安が見られたため，「安かろう悪かろう」という誤解を解くようにした。また，この「お得感」には納得できる根拠が必要であり，かつ損失回避（利得による満足感の増加よりも，損失による満足感の低下の方が大きい）の法則から，検診費用の安さは「今年度，あなたには，市町村から○○○円の補助が出ているから」と理由を説明し，かつ「今のタイミングを逃したら安く受けられないかもしれない」というメッセージを伝えている。

また，作成した資材では，資材のメッセージを読んで，「乳がん検診を受けようかな」と思ったタイミングを逃さないように，受診のために次に何をすればいいかを自ら調べなくていいように，簡単で具体的な動作指示を目立つ部分に入れるようにした（Easy）。さらに，「毎年，受診期限が近づくと大変混み合います。お早めにご予約・ご受診ください」と記載し，「みんなも受けている」という社会規範を作り出すメッセージを伝えている（Social）。デザインに関しても，親しみやすいものにする一方で，「情報提供者のオフィシャルさ」を損なわないよう，くだけすぎず，オフィシャルなところ（行政）からのものであることを強調した（Messenger）。

③ Real worldで用いるための普及版資材の作成

がん検診の受診勧奨において，それぞれのセグメントのインサイトに基づき，リーフレットなどの受診勧奨資材を送り分けするのが最も有効であるが（Harada *et al*., 2013; Ishikawa *et al*., 2012; Hirai *et al*., 2016），セグメントごとの送り分けを行うには，事前に対象者集団をセグメントに分ける調査，セグメントごとの資材の印刷，送り分けの作業が必要になる。自治体支援を開始した当初はセグメントごとに分けて作成した3種類の受診勧奨用リーフレットを提供したが，自治体がん担当者からは，人的・時間的・費用的に不可能であるとの声が圧倒的であった。また送り分けにより受診勧奨を行うには，事前調査への回答が必須となり，事前調査の回収率が低ければ受診勧奨を行う対象がごく限られた人数になってしまう。健康に関する普及啓発においては，現実世界（real world）において実施することができるか，すなわち有用性（effectiveness）がなければ，広く行き渡る普及啓発を行うことができない（Brownson, Colditz and Proctor, 2017; Neta, Brownson and Chambers, 2018）。

そこで，リーフレットの改訂版として，セグメントごとに送り分けるために作成したメッセージをもとに，各セグメントにテーラードなメッセージを含んだ1種類の普及版のリーフレットを作成することとした。

3）評価

個別の資材の有効性(efficacy)の評価については，まずは理想的な状況でRCT（Randomized Controlled Trial；ランダム化比較試験)といった厳密な科学的評価を行い，有効性を検証することが重要である。しかしながら，実際の適用場面（real world）においては，理想的な状況でないことが多く，理想的な状況下でのRCTの結果がそのまま当てはめられるとは限らない。したがって，資材を普及するためには，実際の適用場面での効果，すなわち有用性(effectiveness)も確認する必要がある。実際の適用場面での評価は，RCTのような実験的手法を用いることは難しく，科学的な厳密性は劣るものの，むしろ実際に運用した結果をもとに効果検証を行う方が適切な場合が多い（Brownson, Colditz and Proctor, 2017; Neta, Brownson and Chambers,

2018)。そこで，当プログラムでは，我々が開発した資材を用いた年度の受診率と，用いていない前年度の受診率を比較することによって，アウトカム評価として有用性の検証を行った。

全体として，2015 ~ 2018年の間に，のべ787の市区町村において，住民430万人にがん検診の受診勧奨資材を送付した。紙面の都合上，本稿ではデータは省略するが，リコール用資材については，各がん種ともほとんどの市区町村で受診率が有意に上昇していた。また，諸般の事情から両年度ともにコールのみしか行えなかった市区町村については，コール単独での年間受診率の比較を行ったが，いずれのがん種もほとんどの市区町村で受診率が上昇していた。また，月ごとの受診率の推移を検討した結果，受診勧奨資材の送付後2，３ヵ月間は受診者数が大幅に増加し，その後は例年並みに戻る傾向が見られた（溝田・山本，2017）。

しかし，必ずしも資材を送付することのみで受診率が上がるわけではない。ターゲットのニーズに即した資材を用いることは，コール・リコールの効果を増幅させることに繋がるかもしれないが，受診率向上には検診体制を整えることが必須である。今後の改善点を明らかにするため，効果検証の際に資材を利用した自治体の担当者へのヒアリングも併せて行い，受診率が大幅に上昇した要因や変化が見られなかった（あるいは低下した）要因についての検討を行った。結果のまとめを表2に示す。最大限の効果を発揮するために，受診勧奨の際には体制の見直しなどを併せて行うことが望まれる。

5. おわりに

本稿で紹介したがん予防やがん検診受診勧奨に関する取り組みは，2021年度以降も継続しており，がん検診および精密検査，肝炎ウイルス検査，禁煙外来などの受診・受検勧奨資材については，希望の虹プロジェクトホームページ（http://rokproject.jp/kenshin/）を通じて自

表2　効果検証結果のまとめと受診勧奨時のポイント

- 効果検証結果のまとめ
  - 当プロジェクトで開発した資材を用いたコール・リコールにより，数～3倍程度の受診率の上昇が見られた
  - コール・リコールが推奨されているが，コール用リーフレットによるコール単独でも効果が認められた
- 受診勧奨時のポイント－成功・失敗の要因の検討から－
  - 紙の大きさ，紙質（厚さ）など資材の仕様を変えずにそのまま使う
  - 送付時はなるべくがん検診受診勧奨資材のみを送付する（異なる案内などを複数同封すると目にとまらない）
  - コール・リコールに合わせ，集団検診や個別検診の受け皿を十分に確保しておくことが必要（断ることがないように，日程，人数など確保する）
  - 検診の案内を受け取ったらすぐに申し込める体制が必要（日を空けないで受付。テレビの通販番組の「今すぐお申込みください」のように，対象者の気が変わらないうちにすぐ行動につなげることが重要）
  - まったく音沙汰のない「無関心者」よりも，「関心者」や「意図者」のほうが受診率を上げやすい

    ⇒ 音沙汰のない人の中には職域などで受診している人が含まれる可能性もある。

    予算が限られる場合は，まったく音沙汰のない人よりも，一度申し込んだものの受診していない人や過去受診歴のある人などを優先したほうが効果が出やすい。
  - 一度の通知の効果は3ヵ月程度

    ⇒ 1年に何度も受診の山をつくると効果的（コール，リコール，年度の締切間際など）

治体担当者や職域の担当者に対して，電子ファイルを無償で提供している。また，その他の参考となる取り組みについては，当プロジェクトが協力・監修を行った厚生労働省発行の「今すぐできる 受診率向上施策ハンドブック」「受診率向上施策ハンドブック　明日から使えるナッジ理論」にも紹介されている[5]。

また，ナッジ等行動科学を応用し，NHK「ガッテン！」(2018年9月放送「86万人の自宅に届く！乳がんで死なないための切り札をあなたへ」，2020年1月放送「実は女性の死亡数1位！大腸がんで死なない秘策」）や「あさイチ」（2020年2月放送「女性の死亡数1位！大腸がんで死なない秘策」）を始めとするマスメディアと，全国の自治体からの未受診者への直接の受診勧奨資材の送付を組み合わせた個別受診勧奨の取り組みを実施し，受診者の前年度比の大幅な増加という成果が得られており，今後も継続して行っていく予定である[6]。

しかし，いくら我々が様々な行動科学を駆使してがん予防やがん検診に関して行動変容を促す方法や仕掛けを開発したとしても，国民に直接届けることは不可能である。公衆衛生プラクティスの要は，住民や職員に直接アクセスすることが可能な，自治体や職域のがん検診・健康づくり担当者等の，現場のプラクティショナーであり，彼らをサポートすることが必須である。

今回の我々の取り組みは，行動科学等を活用し，現場プラクティショナーを中心に，自治体や職域，医療機関，研究機関，メディアなど，様々な立場の人々が協働して，がんで苦しむ人を減らすための方策を効果的に進めていく可能性を示したと言える。今後もこのような取り組みや，

5　厚生労働省「今すぐできる 受診率向上施策ハンドブック」（協力・監修　国立がん研究センター保健社会学研究部）<https://www.mhlw.go.jp/file/06-Seisakujouhou-10900000-Kenkoukyoku/handbook_tanP_180113.pdf>
厚生労働省「受診率向上施策ハンドブック　明日から使えるナッジ理論」（協力・監修　国立がん研究センター保健社会学研究部）

6　NHK健康チャンネル <https://www.nhk.or.jp/kenko/atc_1136.html>

取り組みに関する情報発信を積極的に進めていきたい。

参考文献

Ajzen I (1985) “From Intention to Actions: A Theory of Planned Behavior,” *in Action-control: From Cognition to Behavior*; ed. by Kuhl J and Beckmann J. 2-39; Heidelberg, Germany: Springer.

Bandura A (1986) *Social Foundations of Thought and Action: A Social Cognitive Theory. Englewood Cliffs*, N.J.: Prentice-Hall.

Brownson RC, Colditz GA and Proctor EK (2017) *Dissemination and Implementation Research in Health: Translating Science to Practice, second ed.* New York: Oxford University Press.

Cheng H, Kotler P and Lee NR (2009) *Social Marketing for Public Health: Global Trends and Success Stories.* Sudbury, MA: Jones & Bartlett Learning.

Chichirez CM and Purcărea VL (2018) “Health Marketing and Behavioral Change: A Review of the Literature,” *Journal of Medicine and Life.* 11(1):15-19.

Cohen S and Wills TA (1985) “Stress, Social Support, and the Buffering Hypothesis,” *Psychological Bulletin.* 98(2): 310-357.

CPSTF (U.S Community Preventive Services Task Force) (2010) ”The Community Guide.” <http://www.thecommunityguide.org/cancer/screening/client-oriented/index.html> Accessed September 20, 2020.

Gibbons FX, Gerrard M, Blanton H and Russell DW (1998) “Reasoned Action and Social Reaction: Willingness and Intention as Independent Predictors of Health Risk,” *Journal of Personality and Social Psychology*. 74:1164-1180.

Gordon R, McDermott L, Stead M and Angus K (2006) “The Effectiveness of Social Marketing Interventions for Health Improvement: What's the Evidence?” *Public Health.* 120(12):1133-1139.

Hale JL and Dillard JP (1995) “Fear Appeals in Health Promotion Campaigns: Too Much, Too Little, or Just Right?” in *Designing Health Messages: Approaches from Communication Theory and Public*

Health Practice; ed. by Maibach E and Parrott RL. Thousand Oaks, CA: Sage Publications.

Halpern D (2015) “Nudging Goes Mainstream,” *Inside the Nudge Unit*. 38-57, WH Allen.

Harada K, Hirai K, Arai H, Ishikawa Y, Fukuyoshi J, Hamashima C, Saito H and Shibuya D (2013) “Worry and Intention among Japanese Women: Implications for an Audience Segmentation Strategy to Promote Mammography Adoption,” *Health Communication*. 28(7):709-717.

Hay JL, Buckley TR and Ostroff JS (2005) “The Role of Cancer Worry in Cancer Screening: A Theoretical and Empirical Review of the Literature,” *Psychooncology*. 14(7):517-534.

Hirai K, Ishikawa Y, Fukuyoshi J, Yonekura A, Harada K, Shibuya D, Yamamoto S, Mizota Y, Hamashima C and Saito H (2016) “Tailored Message Interventions versus Typical Messages for Increasing Participation in Colorectal Cancer Screening among a Non-Adherent Population: A Randomized Controlled Trial,” *BMC Public Health*. 16:431.

Ikeda N, Inoue M, Iso H, Ikeda S, Satoh T, Noda M, Mizoue T, Imano H, Saito E, Katanoda K, Sobue T, Tsugane S, Naghavi M, Ezzati M and Shibuya K (2012) “Adult Mortality Attributable to Preventable Risk Factors for Non-communicable Diseases and Injuries in Japan: A comparative Risk Assessment,” *PLoS Med*. 9(1):e1001160.

Inoue M, Sawada N, Matsuda T, Iwasaki M, Sasazuki S, Shimazu T, Shibuya K and Tsugane S (2012) “Attributable Causes of Cancer in Japan in 2005--Systematic Assessment to Estimate Current Burden of Cancer Attributable to Known Preventable Risk Factors in Japan,” *Annals of Oncology*. 23(5):1362-1369.

Institute for Government (2010) “MINDSPACE Influencing Behavior through Public Policy.”

Ishikawa Y, Hirai K, Saito H, Fukuyoshi J, Yonekura A, Harada K, Seki A, Shibuya D and Nakamura Y (2012) “Cost-effectiveness of a Tailored Intervention Designed to Increase Breast Cancer Screening among a Non-adherent Population: A Randomized Controlled Trial,” *BMC Public*

Health. 12:760.

Kawachi I (2014) “Application of Behavioral Economics to Improve Health,” in *Social Epidemiology*; ed. by Berkman LF, Kawachi I and Glymour MM, 478-511; New York, Okford University Press.(バークマン, リサ・F., イチロー・カワチ, M. マリア・グリモール 編, 高尾総司, 藤原武男, 近藤尚己, 監訳〔2017〕『社会疫学(上・下)』大修館書店)

Lee NR and Kotler P (2016) *Social Marketing: Changing Behaviors for Good, Fifth ed*. Sage Publications, Inc.

Lerman C and Glanz K (1996) “Stress, Coping, and Health Behavior,” in *Health Behavior and Health Education: Theory, Research, and Practice, second ed*. ed. by Glanz K, Lewis FM and Rimer BK. 113-138; San Francisco, CA: Jossey-Bass.

Lorenc T, Petticrew M, Welch V and Tugwell P (2013) “What Types of Interventions Generate Inequalities? Evidence from Systematic Reviews,” *Journal of Epidemiology and Community Health*. 67(2):190-193.

Luca NR and Suggs LS (2013) “Theory and Model Use in Social Marketing Health Interventions,” *Journal of Health Communication*. 18(1):20-40.

Mckenzie JF and Smeltzer JL (2000) *Planning, Implementing, and Evaluating Health Promotion Programs, third ed*. Massachusetts: Allyn & Bacon.

Neta G, Brownson RC and Chambers DA (2018) “Opportunities for Epidemiologists in Implementation Science: A Primer,” *American Journal of Epidemiology*. 187(5):899-910.

NSMC (National Social Marketing Centre) (2011) “Big Pocket Guide to Social Marketing.” <http://www.thensmc.com/sites/default/files/Big_pocket_guide_2011.pdf> Accessed September 20, 2020.

Pennant M, Davenport C, Bayliss S, Greenheld W, Marshall T and Hyde C (2010) “Community Programs for the Prevention of Cardiovascular Disease: A Systematic Review,” *American Journal of Epidemiology*. 172(5):501-516.

Prochaska JO, DiClemente CC and Norcross JC (1992) “In Search of How People Change, Applications to Addictive Behaviors,” *American*

Psychologist. 47(9):1102-1114.

Roberto CA and Kawachi I (2014) "Use of Psychology and Behavioral Economics to Promote Healthy Eating," *American Journal of Preventive Medicine*. 47(6):832-837.

Rogers EM (2003) *Diffusion of Innovation, fifth ed*. Free Press. (三藤利雄訳〔2007〕『イノベーションの普及』翔泳社)

Rosenstock IM (1974) "Historical Origins of the Health Belief Model," *Health Education Monographs*. 2(4):328-335.

Rotter JB (1996) "Generalized Expectation for Internal versus External Control of Reinforcement," *Psychological Monograph*. 80(1):1-28.

Sasazuki S, Inoue M, Iwasaki M, Sawada N, Shimazu T, Yamaji T, Tsugane S; JPHC Study Group (2012) "Combined Impact of Five Lifestyle Factors and Subsequent Risk of Cancer: The Japan Public Health Center Study." *Preventive Medicine*. 54(2):112-116.

Thaler RH and Sunstein CR (2008) Nudge: *Improving Decisions About Health, Wealth and Happiness*. Penguin Books. (セイラー，リチャード，キャス・サンスティーン 著，遠藤真美 訳〔2009〕『実践 行動経済学：健康，富，幸福への聡明な選択』日経 BP 社)

Thorgeirsson T and Kawachi I (2013) "Behavioral Economics: Merging Psychology and Economics for Lifestyle Interventions," *American Journal of Preventive Medicine*. 44(2):185-189.

Weinreich NK (2010) Hands-On Social Marketing: *A Step-by-Step Guide to Designing Change for Good, second ed*. Thousand Oaks, CA: Sage Publications.

Witte K, Meyer G and Martell D (2001) *Effective Health Risk Messages: A Step-by-step Guide*. Thousand Oaks, CA: Sage Publications.

国立がん研究センターがん情報サービス（2018）「科学的根拠に基づくがん予防（更新・確認日：2018 年 8 月 13 日）」<https://ganjoho.jp/public/pre_scr/cause_prevention/evidence_based.html>2020 年 9 月 20 日アクセス

国立がん研究センターがん情報サービス (2020)「がん検診受診率 (更新・確認日：2020 年 9 月 3 日)」<https://ganjoho.jp/reg_stat/statistics/stat/screening.html>2020 年 9 月 20 日アクセス

国立がん研究センター (n.d.-a)「【検診研究部】科学的根拠に基づくがん検診推進のページ：がん検診の有効性評価」< http://canscreen.ncc.go.jp/assessment/ > 2020年11月13日アクセス

国立がん研究センター (n.d.-b)「【検診研究部】科学的根拠に基づくがん検診推進のページ:がん検診の精度管理」< http://canscreen.ncc.go.jp/management/ > 2020年11月13日アクセス

溝田友里 (2019)「ソーシャルマーケティング」健康教育学会編『健康行動理論による研究と実践』216-236, 医学書院

溝田友里，山本精一郎 (2011)「ソーシャルマーケティングを活用したがん予防行動の『普及』の試み」『公衆衛生情報』40(12):26-29

溝田友里, 山本精一郎 (2012a)「がん予防のためのソーシャルマーケティング手法」『体育の科学』62(2):109-118

溝田友里，山本精一郎 (2012b)「人事担当者における就職応募者の喫煙に関する認識」『日本衛生学雑誌』67(1):84-89

溝田友里，山本精一郎 (2017)「がん検診の効果的な個別受診勧奨．受診勧奨資材の開発と提供による自治体のがん検診受診率向上対策支援」『保健師ジャーナル』73(12):991-999

－第４章－

尊厳と安心のある社会に向けた緩和ケアと地域づくり

—医療者間コミュニケーションの視点から—

中島 信久

琉球大学病院地域医療部 診療教授

1．はじめに

尊厳と安心のある社会に向けた緩和ケアと地域づくりを目指すとき，コミュニケーションの視点から取り組むことは大切である。緩和ケアにおけるコミュニケーションについては，患者－家族間，医療者間，患者・家族－医療者間の３つに大別される（Higginson，1994；Miyashita *et al*., 2004；Nakajima *et al*., 2015）。これら３つのコミュニケーションはいずれも重要だが，本稿ではこのうちの２つ目，すなわち医療者間コミュニケーションに焦点を当てて論じる。医療者間のコミュニケーションを考える場合，「連携」がキーワードになる。これには「他の職種との連携（多職種連携）」「診療科間の連携」「専門家とジェネラリスト（一般臨床家）との連携」「病診連携・病病連携」などといった様々なかたちがある。

筆者はこれまで日本緩和医療学会，日本癌治療学会を始めとしたいくつかの学会や団体において，緩和ケアの均霑《きんてん》化《か》や地域における緩和ケアの推進に向けた取り組みに携わってきた。また実臨床においては，北海道(札幌，旭川，稚内，網走など)で長らく働いたのちに東北(仙台)を経て２年半前に沖縄に活動の拠点を移した。こうした様々な地域での経験をもとに今日の緩和ケアを振り返ると，がん対策基本法の制定，緩和ケア病棟や在宅緩和ケアを始めとした緩和ケアシステムの充実，厚生労働省が主催する緩和ケア研修会（PEACE研修会）の受講者数の増加などにより，わが国の緩和ケアは着実に広まり，その質は少しずつ高まってきたことを実感している。しかしその一方で，地域間で提供される緩和ケアやがん医療の質に差異があることも事実である。それぞれのあり様を比較しながらその解決策を模索していく中で，沖縄でのわれわれの取り組みが「地域づくり」の参考になると思われたので，ここに紹介し，それをもとに今後取り組むべき方向性を模索したい。

2．沖縄の地域の特性と緩和ケア対応策

1）地域の特性

筆者が沖縄に活動の拠点を移して半年が経った頃に，それまでに他の地域で経験したこととの比較を通して明らかになってきたことをまとめた。

1）＋(プラス)の面：

①緩和ケアへの関心度が高い施設が多い

②各施設の医療者同士の距離が比較的近いことで，“顔の見える関係”をつくりやすい(連携しやすい)

③海に囲まれた地域であり，１つの単位としてアクションを起こしやすい，など

2）−(マイナス)の面：

①中央との交流・連携の機会が少ない

②距離的，時間的に外部にアクセスしにくい

③中心となるメンバーはいるが，“旗振り役”的な人材は限られる，など

これらの特徴をもとに，現時点でのこの地における緩和ケアに関する状況と対応策をまとめると以下のようになる。すなわち，1）-①「緩和ケアへの関心度が高い施設が多い」ことは，今後，緩和ケアをこの地で発展させていくための種は撒かれているということである。それぞれの施設が個々に努力することは，地域全体のレベルの向上を考えると，その礎になるとはいえ，効率的とは言えないし，均一な質の向上を担保することは難しい。そこで，1）-②「各施設の医療者同士の距離が比較的近い」ということがポイントとなる。緩和ケアに関わる医療者同士が“顔の見える関係”をつくりやすいということは，相互の「連携」の促進につながる。1）-③「海に囲まれた地域」であることは，活動する範囲が物理的に限られることから，１つの明確な単位としてアクションを起こしやすいと言える。例えば，全県単位の標準的治療・ケアの展開，地域包括緩和ケアシステムの構築（緩和ケアチーム－緩和ケア病棟－在宅緩和ケア－地域の医療機関など）といった取り組みの土台を築くことが可能となる（図１）。

ところで，2）-③「中心となるメンバーはいるが，“旗振り役”的な人材は限られる」という問題がこの地にはあるが，これに対しては，限られた人材にリーダーとしての役割を分担してもらえるように，全体を俯瞰してファシリテートすることで対応可能であろう。2）-①「中央との交流・連携の機会が少ない」や2）-②「距離的，時間的に外部にアクセスしにくい」という問題は沖縄に限らず，地方都市においては避けられない問題であるが，中央と地方を結ぶ役割は，学会レベルで言えば代議員などといった地域のリーダー的立場の者がこれを担い，中央での取り組みを地方に持ち帰って地域における横のつながりの中で共有したり，地方で抱える問題について中央を含めて協議したりすることが可能である。こうした活動は，中央と地方の質的な格差の縮小につながる。このようにして，「＋（プラス）」を活かしながら「－（マイナス）」

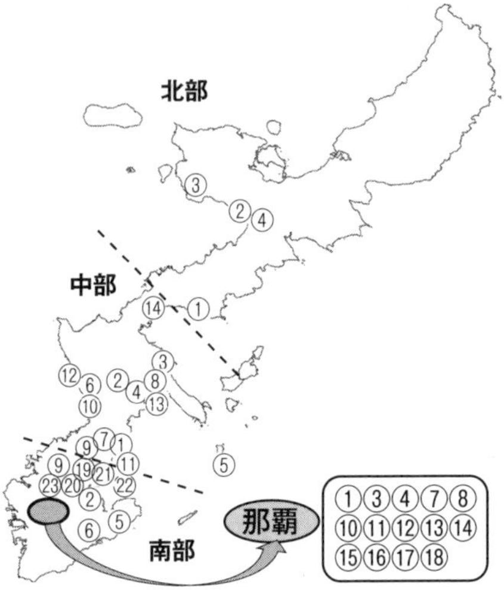

北部（4）：
①おくまクリニック／②かじまやーリゾートクリニック／③やまだクリニック／④やんばる協同クリニック

中部（14）：
①おやかわクリニック／②愛聖クリニック／③伊波クリニック／④仲宗根クリニック／⑤中部病院津堅診療所⑥玉城ファミリークリニック／⑦光クリニック／⑧知花クリニック／⑨クリニックぎのわん／⑩野村ハートクリニック／⑪みなみ内科／⑫読谷村診療所／⑬和花クリニック／⑭恩納クリニック

南部（23）：
①いはらクリニック／②かじまやークリニック／③きなクリニック／④こころクリニック／⑤さしきクリニック／⑥はえばる北クリニック／⑦ヒルズガーデンクリニック／⑧愛和ファミリークリニック／⑨浦西医院／⑩協同にじクリニック／⑪首里共同クリニック／⑫那覇民主診療所／⑬平良クリニック／⑭そらクリニック／⑮シャロンクリニック／⑯ライフケアクリニック那覇／⑰はいさいクリニック／⑱ゆずりは訪問診療所／⑲まちなと内科在宅クリニック／⑳名嘉村クリニック在宅ケアセンター／㉑玄米クリニック／㉒しらかわ内科／㉓浦添協同クリニック

図1　沖縄本島の在宅療養支援診療所

を改善することにより，抱える課題はより小さいものとなり，より良い医療，緩和ケアの提供につながると期待される。

2）緩和ケア対応策

上述の事項に対する具体的な対応策として，以下の４つの柱からなる包括的なプラン，すなわち「沖縄の緩和ケアを『広める』『高める』『深める』『繋げる』ための取り組み」を立ち上げ，当地における緩和ケアの質の向上を目指した。

① 「広める」：県全体への基本的緩和ケアの普及（＝基本編）を目的として離島・僻地を対象としたWEB勉強会を定期開催する
② 「高める」：地域緩和ケアの中核を担う医療者のレベルアップ（＝ア

ドバンス編）を図るために，診療ガイドラインを用いたEBM勉強会を定期開催する（EBM：Evidence-based Medicine）

③「深める」：がん治療と緩和ケアの統合を図る（＝エキスパート編）

④「繋げる」：多職種連携・地域連携を強化する（＝連携編）

これら４つの取り組みの詳細について順に説明する。

(1)「広める」：県全体への基本的緩和ケアの普及（＝基本編）を目的とした離島・僻地を対象としたWEB勉強会を定期開催する

厚生労働省が主催する緩和ケア研修会（PEACE 研修会）は2008年に始まり，当初は医師を対象としていたが，その後，看護師，薬剤師を始めとした多くの職種を対象にした研修会となって現在に至る。がん疼痛を始めとした身体症状や不安・抑うつやせん妄といった精神症状などに関する座学による知識の習得に加えて，事例検討やコミュニケーションロールプレイなどといった参加型のセッションも含めた多彩な構成となっている。がん診療に携わる医師の90％以上が受講しており，基本的な緩和ケアの普及・啓発に大きな役割を果たしている。しかし，参加アクセスのしやすさに地域格差があり，46の有人離島を抱える島嶼県沖縄においては，この問題は顕著である。そうした問題の改善を図るために単発の勉強会を不定期に開催しても，得られる効果が限定的であることは明白である。しかし定期的な勉強会をそれぞれの地域で開催することは，講師の確保や時間的な問題を考えると困難と言わざるを得ない。そこでWEBシステムを活用した勉強会を定期開催することとして準備を進め，筆者が所属する琉球大学病院の地域医療部や緩和ケアセンターなどの協力のもとに運用した。

内容としては，緩和ケアの基本的事項に関する講義（１時間）＋質疑応答・症例コンサルテーション（１時間）の構成とし，WEB開催ではあるが，参加者と“双方向性”な関わりが持てるように配慮し，さらには“よろず相談所”的な役割を果たせることを目指した。対象者は医師，看護師，薬剤師に限らず，緩和ケアに関心のあるすべての医療関係者とした。

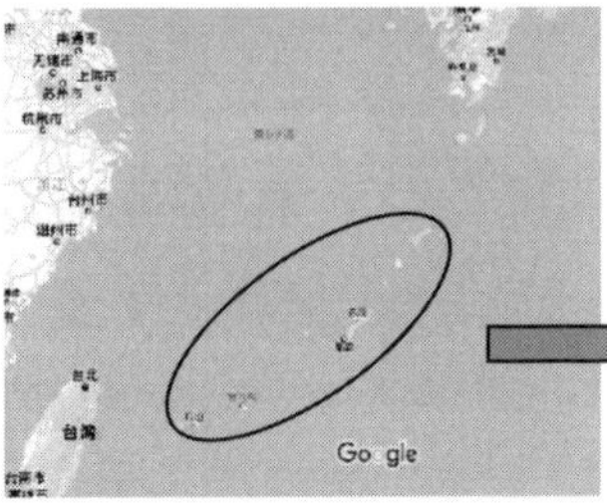

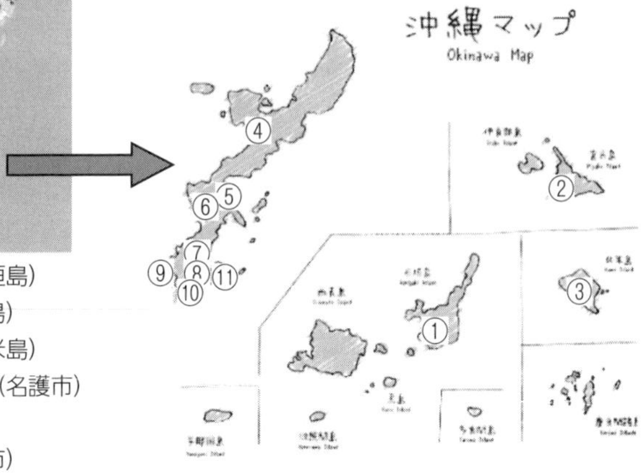

① 県立八重山病院（石垣島）
② 県立宮古病院（宮古島）
③ 公立久米島病院（久米島）
④ 北部地区医師会病院（名護市）
⑤ 与勝病院（うるま市）
⑥ 県立中部病院（沖縄市）
⑦ 那覇市立病院（那覇市）
⑧ 沖縄赤十字病院（那覇市）
⑨ 沖縄協同病院（那覇市）
⑩ 県立南部医療センター（南風原町）
⑪ 与那原中央病院（与那原町）

図2　WEB勉強会開催場所一覧

開催場所は３つの離島会場（石垣島，宮古島，久米島）を含む全島11会場で，2018年７月より３ヵ月ごとに開催した（図２）。講義のテーマは，「がん疼痛」「消化器症状」「呼吸器症状」「精神症状１：不安，抑うつ，睡眠障害」「精神症状２：せん妄」「苦痛緩和のための鎮静」「がん終末期の食と栄養」などといった，臨床現場で遭遇する頻度が高いものを中心に選んだ。

第６回開催時点までのアンケート集計結果は以下のとおりである。参加者数は100 ～ 160名／回で，職種別割合（%）は医師（22），看護師（50：含，訪看〔18〕），薬剤師（7），管理栄養士（2），医療ソーシャルワーカー（2），リハビリ職(2)，心理士(1)，介護職(1)であった。前述のPEACE研修会を受講したことがあると回答した参加者は，全体では70%だが，離島参加者に限ってみると50%と低かった。離島参加者の60%が本島（那覇近郊）開催の勉強会への参加は時間的，経済的に困難と回答した。講義内容の難易度に関しては，「難しい」が10%，「ちょうどよい」が70%，「やさしい」が15%であった。勉強会全体への満足度は，「満足」が80%，「どちらでもない」が15%，「不満足」が３%であった。また，勉強会の後半部分の「質疑応答・症例コンサルテーション」に加えて，勉強会終了後のメールでの相談などが回を追うごとに増加し，この勉強会が目指した“双方向性”や“よろず相談所”の役割が徐々に実現してきたと考える。

(2)「高める」：地域緩和ケアの中核を担う医療者のレベルアップ（＝アドバンス編）を図るために，診療ガイドラインを用いたEBM勉強会を定期開催する

より良い「連携」のもとに緩和ケアを地域で発展させるためには，EBMに基づく緩和ケアを展開することも重要である。すなわち，①のような基本レベルを「広める」ことと同時に，地域や所属する施設で緩和ケアの中核を担う立場にある医療者のレベルアップを図り，リーダーとしての活動の質を「高める」ことも不可欠である。沖縄県においては緩和ケアチームや緩和ケア病棟を活動の拠点とする緩和ケアの専門家の数は増えてきたが，緩和医療専門医（日本緩和医療学会認定）は１名（筆者）だけである。それゆえ，さらなるレベルアップのための方策の１つとして，「エビデンスに基づいた緩和ケア」を理解し実践することを目指して，「ガイドラインセミナー」を定期開催することとした。このセミナーは，日本緩和医療学会学術集会におけるガイドラインセミナーを参考にした。この学会では７つのガイドライン関連刊行物を公開している（「がん疼痛」「消化器症状」「呼吸器症状」「泌尿器症状」「終末期輸液」に関するガイドライン，「苦痛緩和のための鎮静」に関する手引き，「補完代替療法」に関するクリニカルエビデンス集）。こうした刊行物の普及啓発を目的として，学術集会におけるガイドラインセミナーがある。このセミナーでは，新たに刊行または改訂されたガイドラインの使い方や変更点，臨床現場でのピットフォールなどを解説することを通して，エンドユーザーが臨床現場でこれらの刊行物をより有効に活用できるよ

うにすることを目指している。毎回，会場は満員となり，関心の高さがうかがえる。しかし沖縄を始めとした地方都市から参加することは，前述のとおり，地理的，時間的に必ずしも容易ではない。そこで同様のセミナーを沖縄において開催することとした。対象は①WEBセミナーのような「緩和ケアに関心のあるすべての医療関係者」のオープン参加ではなく，緩和ケアチーム，緩和ケア病棟，在宅緩和ケアなどにおいて緩和ケアにリーダーの立場で携わる医師，薬剤師，看護師（がん専門看護師，緩和ケア認定看護師など）に限定したセミクローズドの会とした。開催頻度は３ヵ月ごととし，2018年７月より開始した。講師はそれぞれのガイドライン作成に中心的に携わった医師に担当してもらった。

第５回開催時点までのアンケート集計結果は以下のとおりである。参加状況は「毎回参加」が50％であった。使用したことのあるガイドライン刊行物については，セミナー参加前は「がん疼痛のみ」が50％,「使用経験なし」が40％であったが，第４回開催時点では「３つ」が50％,「４つ以上」が30％であった。ガイドライン刊行物の使用目的は「診療方針決定」＞「臨床・研究・教育のため」＞「自己学習」＞「資格試験対策」の順であった。

ガイドライン刊行物の使用頻度は，第１回の時点では「月に数回」が最多であったが，第３，４回開催時点では「週に１回」が最多となった。以上の結果より，このセミナーへの参加者にとってガイドラインがより身近なものになったと思われる。

(3)「深める」：がん治療と緩和ケアの統合を図る（＝エキスパート編）

緩和ケアを必要とする患者に早期に提供するという考え方は，2002年に示された世界保健機関（WHO）による緩和ケアの定義において言及されている（WHO，2002)。わが国においては，第２期がん対策推進基本計画（2012年）において「がんと診断された時からの緩和ケアの推進」が基本目標の１つとして掲げられた（厚労省，2012)。また，近年，がん治療中の早い段階からがん治療と併行して提供されるべきものであるという考え方が浸透してきた（図３）。それゆえ，「緩和ケア」をがん治療の早期から併施することが求められている。このように「早期からの緩和ケア」を行うことにより，より良い症状緩和やQOLの質の向上が得られることに加えて，予後の改善（生存期間の延長）が得られたという研究報告などもある（図４）（Temel *et al.*，2010；Nakajima

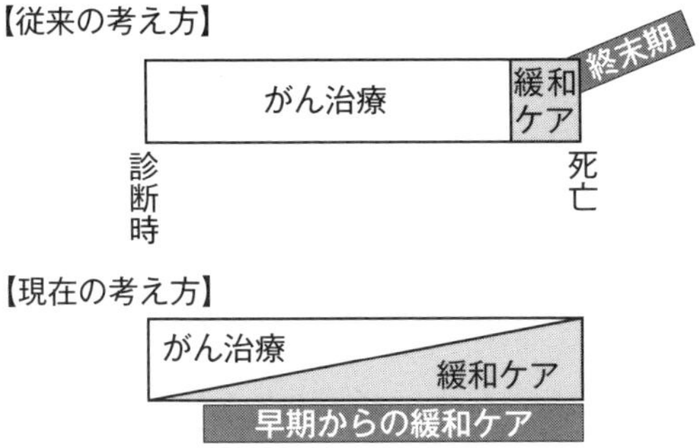

（WHO, 1990）

図３ 緩和ケアの概念の変化

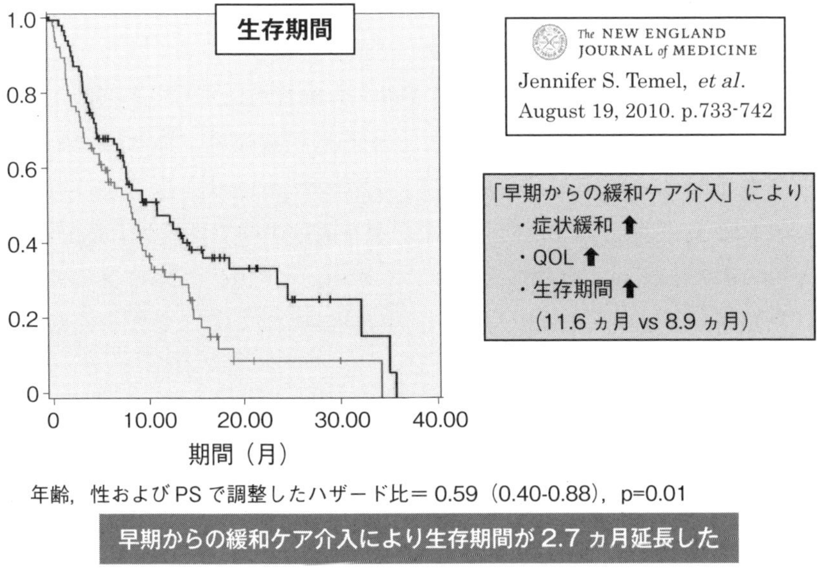

図４「早期からの緩和ケア」の意義

and Abe, 2016)。その後，各国で同様の実証研究が相次いで行われ，複数のメタ分析も行われた（Haun *et al.*, 2017）。また，米国臨床腫瘍学会（American Society of Clinical Oncology）のガイドラインにおいて，新規に診断された進行がん患者に対して，診断後２ヵ月以内という早期に緩和ケアチームに紹介することが推奨された（Armenian *et al.*, 2017）。こうした知見のもと，「がん治療と緩和ケアの統合」(Integration of Oncology and Palliative care：IOP）を専門的なレベルで実践することにより，質の高いがん医療を提供することが可能となると考えられている。しかし，上述のIOPを実現するための具体的なプログラムは残念ながらわが国にはない。そうした中，欧州臨床腫瘍学会が提供する“ESMO-DC”（European Society for Medical Oncology －Designated Center）が世界中で注目されている（Hui *et al.*, 2017；2018）。

ESMO-DCは，がん治療と緩和ケアとの統合を高いレベルで実践している医療機関に対して，欧州臨床腫瘍学会（ESMO）が認定するプログラムであり，2003年にスタートし，現在，41ヵ国で約200施設が認定されている。総じて，施設の「大きさ」よりも「質」を重視して認定を行う。認定基準の１つとして「単一の施設内にすべての機能が揃っている必要はなく，各機能を提供できる適切な連携があればよい」と記されている。認定申請に際して，13のcriteriaがあり，その内容の概略を表1（Criteria 1-13）に示す。がん医療の中で緩和ケアを併走し，それらの質を高めるために必要なことやend-of-life careに至るまでの体制整備が「連携」をキーワードに重要視されていることがよくわかる内容である。

わが国においては，約４年前より日本緩和医療学会，日本がんサポーティブケア学会を始めとした学会，団体などにおいてESMO-DCの導入に向けた取り組みが始まった。そして2018年に３施設がESMO-DCに認定され（国立がん研究センター東病院，ほか），2019年に琉球大学病院がわが国の大学病院として初めてESMO-DCに認定された。今回

表１　ESMO-DC　審査用Criteriaの概要

1）Criteria 1-2　「Integrationについて」

その医療機関において,

- Oncology とPalliative careがいかに密接に統合・調和されているか
- ケアの継続性と，見捨てないことが保証されているか
- ケアを提供するに十分な人的リソースがあるか

2）Criteria 3-4　「認定について」

- 身体的・精神的・社会的・スピリチュアルな苦痛に対してどのようなアプローチを行っているか
- 専門認定スタッフの人数は充足しているか
- ２つの専門領域（緩和＋がん治療）で資格を持つ人材を育成する姿勢があるか

3）Criteria 5-11　「医療サービスについて」

- ルーチンに症状アセスメントを行っているか
- 症状コントロール目的の入院ができる仕組みがあるか
- 外来・入院患者ともに遅滞なく専門的緩和ケアを提供できる体制があるか
  （緩和ケア専門医が24時間常駐することを必ずしも意味しない。電話など何らかの方法でアクセスできればよい）
- 家族サポートのプログラムがあるか
- プライマリケア医と連携した在宅ケアを行っているか
- レスパイト入院を（短期でも）受け入れることが可能か
- 入院での終末期ケアを行っているか（ホスピスは近隣に連携のとれた施設があればよい）

4）Criteria 12　「研究について」

- 緩和ケアやがん患者とその家族のQOLに関連した基礎研究や臨床研究に参画しているかを評価

5）Criteria 13　「教育について」

- Oncology とPalliative Careとの間で双方向性の教育が行われているか
- Integrationを促進する教育が行われているかを評価

の認定取得はわれわれの取り組みに一定の担保がなされたと言えるが，しかしIOP実践のためのゴールにたどり着いたわけではない。申請プロセスにおいて明らかになった課題を１つ１つ解決しながら，県内の医療機関や行政などと協力し合いながら努力を重ね，沖縄のがん医療をより良いものにしていくことが今後のテーマであり，そのためには「連携」が重要なキーワードになる。

(4)「繋げる」：多職種連携・地域連携の強化(＝連携編)

緩和ケアに関心のある様々な職種，立場の医療関係者が協力・連携する場をつくるために，県内で研究会（沖縄緩和ケア研究会）を立ち上げた。緩和ケア領域の学会，研究会はいくつかあるが，その代表的な学会の１つである日本緩和医療学会が全国レベルの学術大会に加えて支部学術大会を2018年度より開始した。とても素晴らしい取り組みであり，地域で活動する人たちにとってより身近でかつ有意義な会になると期待される。ところで沖縄に暮らす者にとっては，九州支部学術大会に参加するために福岡を始めとした九州各県に行く際の負担（時間や経済面など）は全国学会に参加するために首都圏に行く際のそれと大差がない。一方，沖縄県内において緩和ケアに関する研究会や講演会はいくつか開催されているが，その多くは単発の企画であり，なかなか継続して参加し系統的に学ぶ機会はない。当然，同じ目的を持つ医療者同士が相互に関わり合う機会を持つことも限られる。

そこで，沖縄県内で緩和ケアに携わる人たちが発表したり，継続して学んだり，情報交換したり，交流したりといった身近な会があればよいだろうと考え，2019年４月にこの研究会を立ち上げた。具体的な活動内容としては，年１回の学術集会に加えて，職種ごと／職種間，地域ごとの研修会やワークショップなどを，会員の方々と相談しながら企画運営し，“全島的な顔の見える関係”のもとに連携しながら活動の幅を広めていくことを目指している。

3．おわりに

緩和ケアを①「広める」，②「高める」，③「深める」をそれぞれに成熟させながら，④「繋げる」で専門家も含めた多くの医療者が，それぞれの立場で参加し協力しあう環境を整備していくことを目指したわれわれの取り組みが動き出して間もなく２年になる。様々な地域の，様々な職種の医療者が，その専門性の枠を超えて関わり，顔の見える関係のもとに協働・連携することで，医療者間のコミュニケーションが質・量両面で高まっていくであろう。

このうち，島嶼県という条件下で「広める」を目的としてWEBベースで行った取り組みは，COVID-19が全国的に蔓延し，人と人との直接的な関わりが困難になる中，陸続きの地域においても，医療者間のコミュニケーションを「広げる」のみならず「高める」や「繋げる」ための有用な手段になると思われる。

こうしたことを基盤にしながら，尊厳と安心のある社会に向けた緩和ケアと地域づくりが少しずつ充実していくことが期待される。

参考文献

Armenian SH, Lacchetti C, Barac A *et al*. (2017) “Prevention and Monitoring of Cardiac Dysfunction in Survivors of Adult Cancers: American Society of Clinical Oncology Clinical Practice Guideline”. *Journal of Clinical Oncology*. 35：893-911.

Haun MW *et al*. (2017) “Early Palliative Care for Adults with Advanced Cancer,” *Cochrane Database of Systematic Reviews*. 6:CD011129. < https://www. ncbi.nlm.nih.gov/pmc/articles/PMC6481832/pdf/CD6:CD011129011129.pdf > Accessed January 15, 2020.

Higginson IJ (1994) “Clinical Audit and Organizational Audit in Palliative Care,” *Cancer Surveys*. 21：233-245.

Hui D, Cherny N, Latino N *et al*. (2017) “The ‘Critical Mass’ Survey of Palliative Care Programme at ESMO Designated Centres of Integrated

Oncology and Palliative Care," *Annals of Oncology*. 28：2057- 2066

Hui D, Cherny NI, Wu J *et al.* (2018) "Indicators of Integration at ESMO Designated Centres of Integrated Oncology and Palliative Care," *ESMO Open*. 3：1-8.

Miyashita M, Matoba K, Sasahara T *et al.* (2004) "Reliability and Validity of Japanese Version STAS (STAS-J) ," *Palliative Support Care*. 2：379-385.

Nakajima N and Abe Y (2016) "Concurrent Specialized Palliative Care upon Initiation of First- line Chemotherapy for Cancer Progression: Is It Early Enough?" *American Journal of Hospice & Palliative Care*. 33：340-345.

Nakajima N, Kusumoto K, Onishi H *et al.* (2015) "Does the Approach of Disclosing More Detailed Information of Cancer for the Terminally Ill Cancer Patients Improve the Quality of Communication Involving Patients, Families and Medical Professionals," *American Journal of Hospice & Palliative Care*. 32：776-782.

Temel JS, Greer JA, Muzikansky A *et al.* (2010) "Early Palliative Care for Patients with Metastatic Non-small-cell Lung Cancer," *New England Journal of Medicine*. 363：733-742.

WHO (2002) "WHO Definition of Palliative Care" < https://www.who.int/cancer/palliative/definition/ en > Accessed January 15, 2020.

厚生労働省 (2012)「がん対策推進基本計画の概要」< https://www.mhlw.go.jp/file/06-Seisakujouhou-10900000-Kenkoukyoku/gan_keikaku01.pdf > 2020年1月15日アクセス

－第５章－

がん患者とその家族・友人が自分を取り戻す居場所

—マギーズセンターの試み—

秋山 正子

認定特定非営利活動法人 マギーズ東京 共同代表理事・センター長

１．はじめに

第３期がん対策推進基本計画（2018年３月９日閣議決定）の全体目標は「がん患者を含めた国民が，がんを知り，がんの克服を目指す」とし，次の３つが示された。

①科学的根拠に基づくがん予防・がん検診の充実

②患者本位のがん医療の実現

③尊厳を持って安心して暮らせる社会の構築

この中で③はがんとの共生と表現され，５つの分野別施策が示された。すなわち

（1）がんと診断された時からの緩和ケア

（2）相談支援，情報提供

（3）社会連携に基づくがん対策・がん患者支援

（4）がん患者等の就労を含めた社会的な問題

(5) ライフステージに応じたがん対策

の５つである。2016年10月に開設し，予約なし・相談料無料でがんのどの時期でも受け入れる体制を取るスタイルのマギーズ東京の機能は，このがんとの共生の課題を解決する一助を担うものとして注目されている。

英国で始まったマギーズキャンサーケアリングセンターのできあがってきた過程と，それを日本に導入しようと試みた経緯を述べ，がんとの共生が謳われる時代にマギーズ東京の果たす役割について考察したい。

2．マギーズセンターに出合うまで

筆者は，がん患者が，病院ではなく家で過ごす時間を希望したら選べるように，在宅ケアの推進を願い1991年に淀川キリスト教病院訪問看護室で研修を受け，1992年から東京都新宿区を基点に，当時はまだまだ知られていなかった訪問看護を始めた。

がんは1981年から日本人の死因のトップに躍り出てその座を譲らず，年間37万人が亡くなる時代となった。がんの年齢調整死亡率は減少傾向にあるとは言え，死亡者数は年々増加している。そして，その亡くなる場所の９割近くは病院である。がん医療は，目を見張る進歩を遂げ，押し寄せる患者の治療をよりスピーディに行う意味で（ほかにも様々な理由があるにせよ）入院治療ではなく外来治療にシフトした。

在宅分野で四半世紀近く実践を続けてきた者として，最期の場所として在宅を選んだ方々を引き受けてきたが，我々に繋がってくる時期があまりに遅い事例に出合うことが多くなった。

2006年のがん対策基本法の成立と，翌年４月からの施行後，がん拠点病院に指定されたがん専門病院の外来はあふれんばかりの状況で，心配事があっても，なかなか相談支援センターには辿り着かない現実がある。

2014年度の患者体験調査によれば，がん相談支援センターの利用率は7.7％となっていて，相談支援を必要とするがん患者が，がん相談支援センターを十分利用するに至っていない数字が明らかになった。

様々な療養場所の選択の情報も，当事者の患者や家族には伝わらないのは，病院のみの問題ではないが，最期の場所を我が家でという選択をしてからの経過があまりにも短すぎる結果を招くことにも繋がっている。

このような状況の中で，外来に通う時から，もっと気軽に相談に行ける場所があり，そこで，十分に話を聞いてもらい，治療内容のみでなく自分の行く末をきちんと考え，療養場所についても考えて選択でき，早めから在宅医療を利用できることも伝える必要があるのではないかと考え始めた。その時に出会ったのが，英国で始まっていたマギーズセンターの新しい動きである。2008年11月，国際がん看護セミナーでゲストスピーカーとして来日したアンドリュー・アンダーソンの発表を聞いたことが，2016年10月のマギーズ東京の開設に繋がった。

3．マギーズセンターの歴史

1996年にスコットランドの首都エジンバラにあるウエスタンジェネラル病院の敷地の端にあった売店を改修したマギーズセンター第１号が建てられた経緯を以下に述べる。

マギー・ケズウィック・ジェンクス（Maggie Keswick Jencks）は1941年10月10日スコットランドに生まれ，幼少時には上海，香港でも過ごした経験を持つ活気あふれる女性で，オックスフォード大学を卒業後，服飾デザインの分野でも活躍。その後，建築家協会に入って，チャールズ・ジェンクスと出会い，その後に結婚。ランドスケープデザイナーとしても活躍。また，父親の設立した慈善団体の活動を引き継ぎ，香港で最初の独立型ホスピス開設にも関わっている。

1988年47歳の時に乳がんと診断され，乳房摘出術を受けた。がんと診断された時に，みぞおちにパンチを食らった感じだったと「A View from the Front Line（最前線からの眺め）」（1995）で述べている。

そして，５年後に肝・骨・骨髄への転移が分かった時に，診察をした医師に「残された時間はどれだけか？」と問うと「平均的には３～４ヵ月です」との答えを貰って呆然とした時に「すみませんが，廊下の方に移動して頂いてもよいですか？　沢山の患者さんが待っていますので」と促された経験を持つ。

造園家としてアメリカと英国を行ったり来たりする毎日を送りながら，夫であり世界的に活躍する建築評論家のチャールズ･ジェンクスと，10代の息子と娘の母親として日々，前向きに生きてきたマギーでさえ，自分自身が一瞬失われるほどの混乱を覚えたと友人のマーシャ・ブレイケンハムに話している。

もう少しゆっくりと，その事実を受け止めながら自分の考えをまとめて，医師と話したいと思ったにもかかわらず，次の患者が待っているからとその場を追い出された時に，死の恐怖の中で，自分自身を取り戻す家のように安らげる空間が欲しいと強く思ったのが，マギーズセンターの構想に繋がっていく。

なにより「死の恐怖の中で生きる喜びを再発見できる」場が欲しい，また自分に必要な情報を選びとるには適切なガイド役が欲しい，たとえ標準的な治療はもうないにしても，何かしら自分でできることに挑戦したい，それは患者のエンパワメントに繋がる。当事者であるマギー自身が感じ，考えたことが，病院に近いけれども病院とは別の場所で，誰もが入りやすい相談支援の場所の必要性だった。

その考えを担当看護師で，がん専門看護師のローラ・リーにひっきりなしに話し，夫のチャールズも賛同して，病院と家の中間にある「第２の我が家」のような環境を作る具体的な計画が図面となっていった。

元々は塩小屋であり，その後病院の売店として使われていた，ちょうどオンコロジーセンターからほど近い場所の，内部改修の図面をベッドで広げながらマギーは1995年７月に永眠。その後をローラ・リーと夫のジェンクス氏が引き継ぎ，マギーズセンターの第１号が1996年にエジンバラに完成する。

その後，その活動の成果がまずはスコットランドのNHS（地域毎にある公的医療機関）の看護師たちや，患者たち，がん医療に携わる医師たちの間に広がり，是非，自分の地域のNHSのそばにも建てたいという声が上がり，２つ目が2002年にグラスゴーに建ってからは，ほぼ毎年英国各地に建設が進められている（図1，図2)。

また，2013年には国外初のセンターが香港に完成し活動を始めた。

マギーズセンターは，当事者であるマギー・ジェンクスの考えを大切にし，そこに家族・友人が賛同。実際の運営を相談相手だった看護師が担ったという特徴があり，そこには，病院ではなく，建物及び環境に配慮され，誰もが予約なしで訪れることができ，相談料は無料，自分自身を取り戻せるようにサポートするという，これまでの医療の枠組みからは考えられない新しい仕組みがあった。

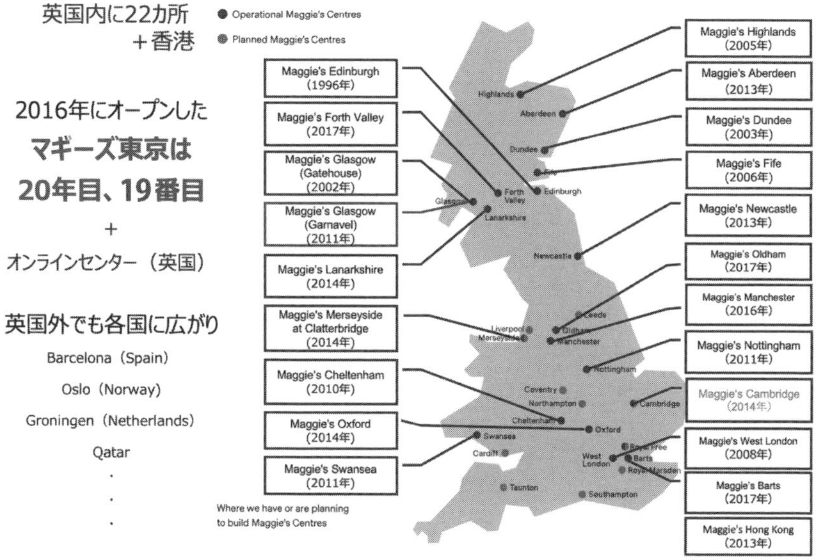

©2020 maggie's tokyo

図1 マギーズ国際ネットワーク

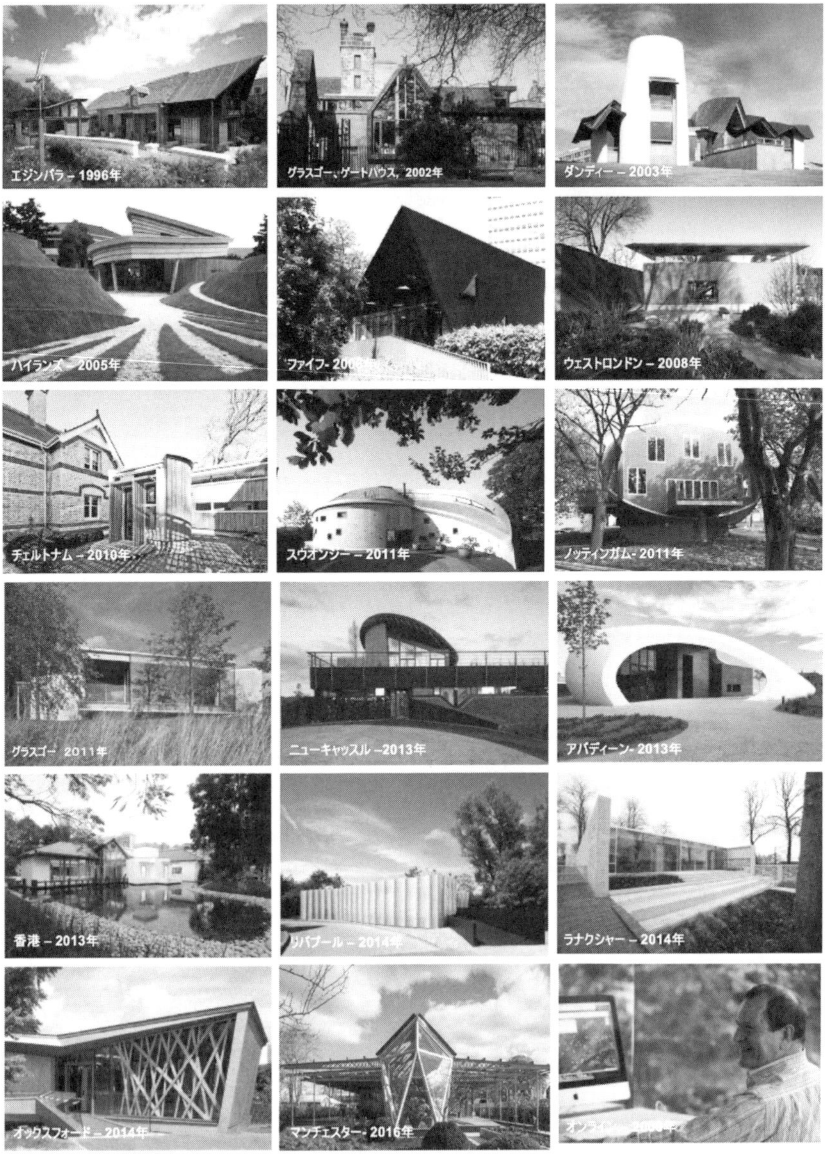

図2 マギーズ国際ネットワーク

４．日本に必要と思った理由

前述したように，2007年頃から訪問看護現場での問題意識が芽生える中で，外来通院中の方にも在宅で訪問看護を受けている方にも，暮らしの中での困りごとも含めて，気軽な相談の窓口が病院以外の場所にできたらという思いに至り，何とかしたいと考え始めていた。

そんな折，2008年11月第９回国際がん看護セミナー「諸外国の地域緩和ケア」に登壇者の一人として参加した時に出会ったのが，マギーズセンターエジンバラのセンター長，アンドリュー・アンダーソンの講演内容だった。

「病院の近くではあるが，病院とは違う，家のような雰囲気の場所」「相談者が自分自身で考えられるようにサポートする，相談者自身の力を取り戻すための支援」しかも，すべてがチャリティで運営され，相談料が無料，予約が要らないというスタイルで，世界的にも著名な建築家のデザインにより，スコットランドに５ヵ所，ロンドンに１ヵ所の計６ヵ所に作られている。その建物や庭の素晴らしさにも目を見張った。

日本の相談支援のあり様は，診療報酬上の対価がほとんど得られず，また，スピード感あふれる外来診療の中では，ゆっくりと話を聞くということは努力こそすれ，実現するのは難しい。

拠点病院の相談支援センターは，予約が必要であり，１人当たり15～20分刻みでの対応が限界。それ以前に，相談支援センターの窓口にさえ辿り着くことができない人もいて，医師から告げられた重要な情報を，頭の中で反芻しながら帰り道に就くというのが一般的だ。家や職場に帰っても，気を許して話していいのかどうか迷うことも多く，結果は，web上での情報に頼ってしまう。マギー・ジェンクスがあまりに情報が多すぎて一緒に考えてくれるガイド役が欲しいと強く思ったことが，日本のがん患者と家族の思いとも共通する。今までの「病院」の枠組みを超えたがん患者と家族へのサポートシステムが必要だ。

2016年マギーズ東京が完成後に，2008年のがん看護セミナーを企画した当時のがんセンター中央病院の看護部長に，あの時の企画の真意は何だったかを聞く機会があった時，あふれかえる外来患者の姿に，看護として何ができるのかを諸外国や日本の在宅看護から学びたいと思ったという答えが返ってきた。

訪問看護側からの問題意識と，病院内の看護からの問題意識が合致し，長い待ち時間の後での短い外来診療の中で，戸惑いながら家路に就く患者に，何か工夫することがあるのではないかとの看護の視点での気付きだったと言える。

5．具体的に実現するための活動の実際

これは是非とも日本でも必要だと思い，3ヵ月後の2009年2月末に友人を誘って現地に視察に出かけた。

第1号のエジンバラセンターを皮切りに，3ヵ所のマギーズセンターを見学した。既に10年以上の経験を積むエジンバラセンター，スコットランドではその時点で最も新しいファイフセンター（ザハ・ハデットデザイン。炭鉱の街という地域性を捉え外側が黒，中が採光に配慮した白），イングランドに初めて進出したウエストロンドンセンター（ここも完成して1年未満と新しいところだが，既に9,000人が訪れ，隣にあるNHS チャリングクロス病院の外来主任看護師が，不平不満を述べる人が減ったと感想を漏らしたと聞いた。しかも，このロンドンセンターの開所第1号の利用者は日本人だったというエピソードまで聞くことができた）である。

我々のグループには，がん看護の専門家や，在宅ホスピスに関わる活動をしてきてがん相談の必要性を痛感しサロンのような雰囲気で相談支援を始めたいと思っている仲間，マギーは建築にもこだわりがあり，空間設計や造園の立場からも着目されているので，そのような建築や環境に関心のある仲間，また，このような運営にはボランティアの存在が欠かせないので，ボランティアグループ等の多彩な仲間がおり，これに加

えベテラン通訳，メディアとしても関心を寄せてくれている人などもいる。実現に向けては，はじめから多種多様な仲間を募った。実践の現場からの問題意識は共有でき，こういったものが是非とも日本にも，との思いにも共感してもらった。視察後，日本での活動を活発化するためには，現地を見ることが効果的ではあるが，まずは，現地で活動する人に来日して，講演してもらいたい，是非ともCEOである看護師のローラ・リーを日本に招聘したいと，企画を立て始めた。それは2010年２月に東京と，金沢で実現することができた。

翌2011年にマギーズセンターの考えを土台とし，地域に開かれた相談支援の場所のパイロットスタディとして，東新宿に「暮らしの保健室」開設に至っている（図3 ~ 5)。

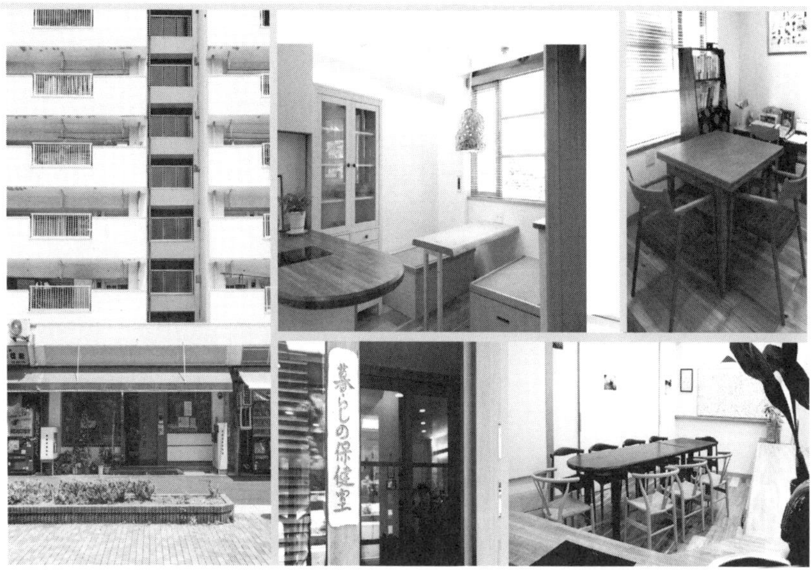

© 暮らしの保健室

図3　暮らしの保健室 “Nurse's Office in Life” 2011. 7オープン

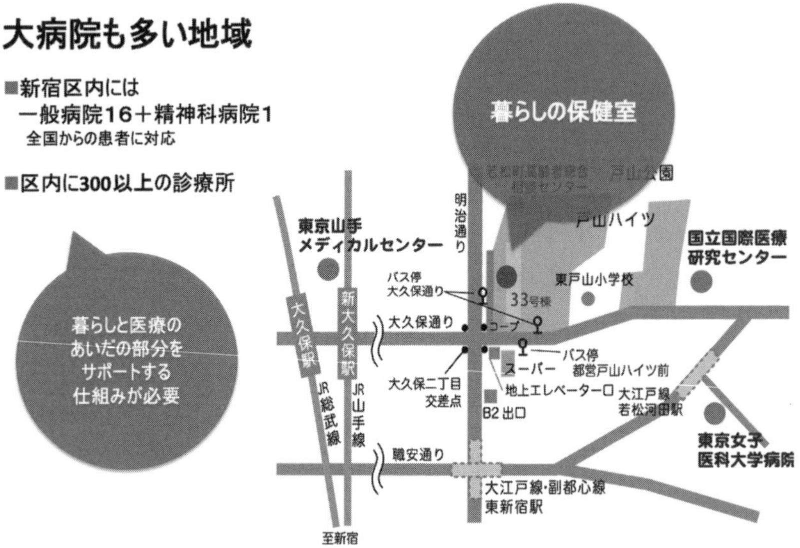

図4　暮らしの保健室

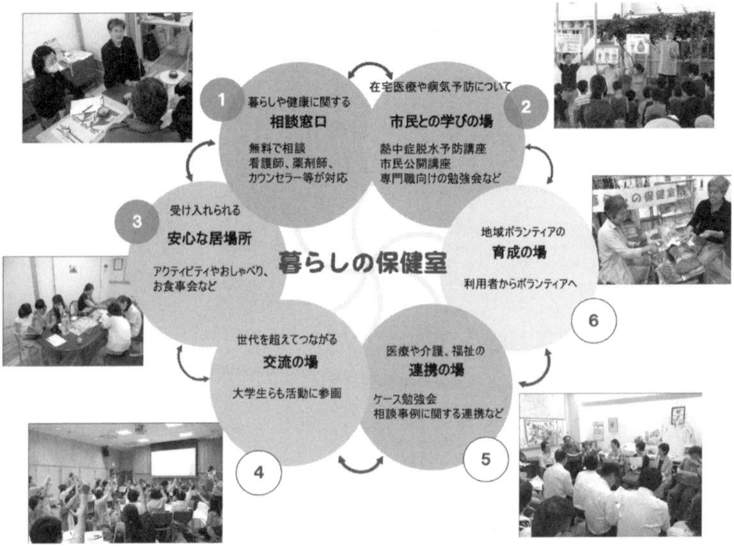

図5　「暮らしの保健室」６つの機能

６．空間の持つ力の意味

英国でのマギーズセンターの実際をこの目で見たことと，暮らしの保健室での実験的な相談支援のあり様を模索していくと「相談者が自分自身の力でものが考えられる」ようにサポートすることの意味や「その力を取り戻せるような支援」が行われることの重要性を強く感じた。その支援を行う場所は，かなり配慮された環境･空間がいることも実感した。

マギーズセンターに倣って作ったキッチンのあるリビングのような「暮らしの保健室」の空間。そこには，まさに「空間の持つ力」が働き，人々の病んだ気持ちを開くように，訪れた人々が思わず語りだし，自分自身で気付いていくプロセスを促進する事実を目の当たりにした。

長くなったがん患者の闘病の旅路には本当に必要とされる「支援」と「場」が必要であることを，何とか日本のがん看護関係者にも，且つ当事者である患者や家族にも知ってもらい，実現への手がかりとなればと，それから2014年までは，ひたすら様々なところで，マギーズセンターの必要性を語る活動（公開講座を含めての口伝のみならず，文筆活動など）も行った。このひたすら発信し続けたことが次の活動に繋がっていく。

乳がんに24歳で罹患，辛い治療の最中に家族までも病気になりそうな状態で，若いがん患者の仲間は少なく，必要な情報に辿り着こうにも洪水のようにあふれかえる様相に何を信じてよいのか分からないと悩んだことから，35歳までの若いがん患者向けの情報誌「スタンドアップ」を創刊したテレビ局の記者の鈴木美穂が，この「暮らしの保健室」を尋ねてきた。そのきっかけは，国際がん患者の集いが2014年４月ウィーンで開かれ参加をした時に，患者や家族が気兼ねなく集い，家のようにくつろげるところが欲しいから不動産会社回りをしているとヨーロッパからの参加者に話したところ，それは既に英国のマギーズセンターで始まっていると教えられ，インターネットで日本では？ と検索すると，必ず秋山正子の名前がヒットするからということだった。

「暮らしの保健室」で行われている相談に来所する当事者に主眼を置い

た「聞く看護」の実践，予約なし，相談料無料の仕組みと，家のような温かいおもてなしの空間にすっかり魅了されたようで，一緒にマギーズを日本に作る活動をすることに合意し，NPO活動へと進化させた。

若い当事者としての思いと，その仲間が加わることで，このプロジェクトは具体性を持って実現へと動き出し，2016年10月10日，世界中で19番目，日本で初めてのマギーズセンターが江東区豊洲に実現する運びになった。この日は期せずしてマギー・ジェンクスの誕生日でもあった。

チャールズ・ジェンクスが書いたマギーズセンターの建築概要の中に以下の文章がある。

「(マギーを訪れる人々) がんの犠牲者である彼らは，日常と異なる困難な状況下にいますが，患者としてではなく，ほかの誰とも違う一人の人間として認められる建物を必要としています」

病人ではなく，一人の人間に戻れる小さな家庭的な居場所が欲しいと望んだマギーの思いを引き継いで完成に導き，今，英国を中心にしながら世界にその数を増やしていっているマギーズセンターの持つ空間の力の意味を改めて教示された思いだ。

7．新しい相談支援の形の実践

がん治療・療養のどの段階でも常に意思決定が迫られる状況に，多くのがん患者は戸惑いを隠せない。そして，そのほとんどが外来という診療環境で，よほどのことがないと医師の説明が優先され，患者側の声が思うように届かない現状がある。

しかしながら，病院という同じ環境の中では，ゆっくりと考えをまとめたり，落ち着いて質問を考えたりはなかなかできにくい側面があるし，同じ病院内だと話せない内容もあったりする。

病院と家の中間にある第２の我が家と称されるマギーズセンターなら，病院で貰った情報を含めて，医療者ことに医師には話せないと思ってしまう生活のこと，家族のこと，就労のこと，経済的な悩みなどを，少し環境を変えてじっくりと聴いてもらえる。自分の考えの整理ができ，自分のマイナス面のみに目を向けていたところからプラス面にも着目できるようになり，一歩前に進んでいこうとする新たな自分を発見する機会になる。

それぞれが，がんという経験を通して，新たな生き方を模索し始める。逆に将来を悲観するあまり，すべての希望を捨ててしまっている場合もある。

「自分のことを話すつもりはなかったのに，いつのまにか全部話していた」と語る来訪者，「こんなに話したいことがあったんですね。母を亡くしてなんだか気を張ってきてしまって，話したかったんですよね」と涙する遺族。様々な背景を抱え，それぞれの物語を語り，その語りの中から自分自身を見出していく様は，質問形式にどうしてもなりがちな時間が限られた相談支援の現場からは，ある意味かけ離れたものである。

相談支援に当たる看護師・保健師・心理士たちは，病院での相談支援や調整に実力を発揮してきたが，マギーズセンターでの相談支援の新しい形，直ぐに答えを出さない，よく聞いてから，自分の意見も言うというスタイルに当初は戸惑いも見せた。

来訪する相談者たちに変化をもたらすように，関わる看護師・保健師たちにもプラスの変化を及ぼしている様子が窺える。

時間制限をせずに，よく話を聞くという，いとも単純な対応の中で，その方の持っている力を引き出し，自分自身の足で歩いていけるように支援する相談支援のあり様は，現状のがん医療機関の中では，なかなかできないことでもある。

病院関係者から，マギーズセンターを利用した後では，診察室での質問が整理されていて，コミュニケーションがしやすくなっている患者が多いとの報告も受けた。

現在，がん患者とその家族は，がんと共に歩む時間が長くなっている。診断初期の段階からマギーズセンターとがん医療の現場が互いに補完し合いながら，心理的，社会的な苦痛に対応することで，患者とその家族は，がんの旅路を歩きやすくなるのではないかと考える。そのためにも，こういった病院外での相談支援の場所を，是非，増やしていきたいものだと考えている。

8．開設後の実績

2016年10月10日オープンから数えると，2019年12月末までの訪問者数は累計で20,903人となった。

その内訳を図で示すと，男女比では女性が多く（図7），来所者は本人が43％となっている（図6）。

子どもの来所は小児がんの子どもはごく少数で，親の立場で，自分の病気をどう子どもに伝えたらよいのかと悩み，子どもと共に来所される例が多い（図7）。

また，がんの種類も女性が多いだけに乳腺関連が多いが，少ないながらも多岐にわたる方が訪れていることが分かる（図8）。

がんの旅路では，治療中の方と，治療後のフォローアップ中の方で約60％と高いが，緩和ケアや終末期ケアの状態の方も利用される。家族の相談に乗ることも多く，家族の中には，家族を亡くした後の遺族も含まれている。初年度は４％だった割合が2019年12月までには全体の６％まで増えている。

遺族の話を聞き，グリーフケアをする場所が本当に限られていることがよく分かり，居ながらにして，がん医療で抜け落ちてしまう部分が吹きだまるように情報として集まってくることにもなっている。がん医療が加速しながら，新しい治療へと邁進する昨今，取り残される患者の心理的な葛藤や，問題がはっきりせずに「もやもやした」感情に苛まれ不眠や食欲不振や抑うつ状態に陥っている人々を置き去りにしてはいないかと，相談の内容から日々危惧するところだ。

初来と再来の比率もグラフに示すように変化している（図9）。再来

2016 年 10 月 11 日～ 2019 年 12 月 31 日の累計

- 稼働日：858 日
- 平均来訪者数：26.5 人/日（536 人/月）
- 来訪者累計：20,903 人（見学・取材含む）

来場者内訳

- 本人：8,805 人
- 家族・友人：4,020 人
- 専門職：3,339 人
- 海外：189 人
- その他：3,567 人
- 不明：22 人

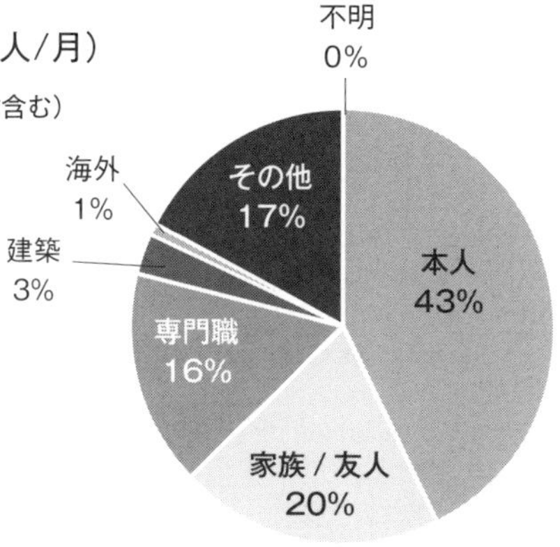

図6 マギーズ東京 利用状況

男・女・子どもの割合

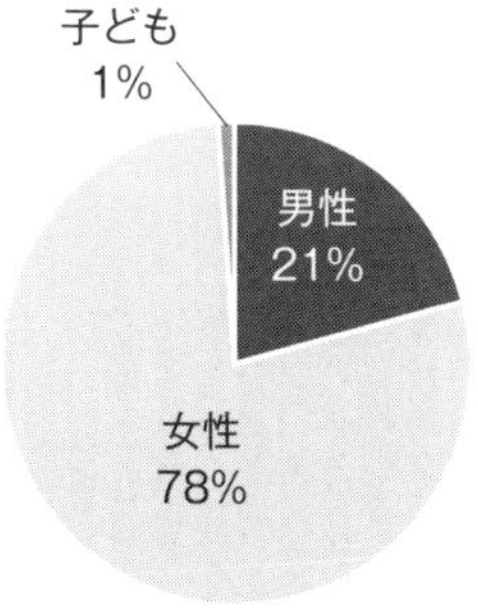

がんの旅路

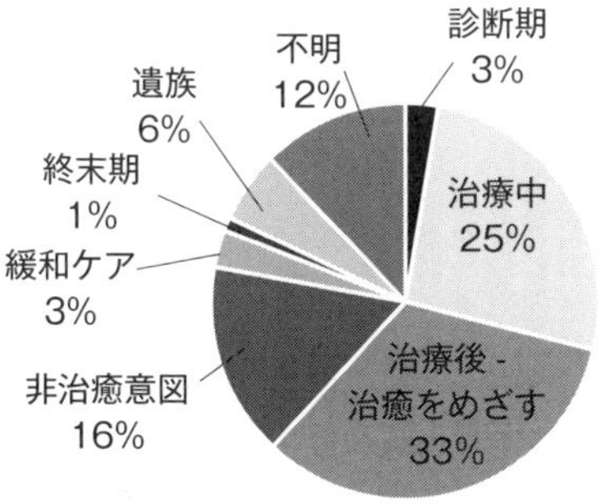

	男性	女性	子ども
男女割合	2,708	10,004	125

※本人と家族・友人のみ
※子どもは 2017 年 1 月より追加項目

n=12,673
※本人と家族・友人のみ
（2016年10月11日～2019年12月31日）

図7 来訪者の内訳（累計）

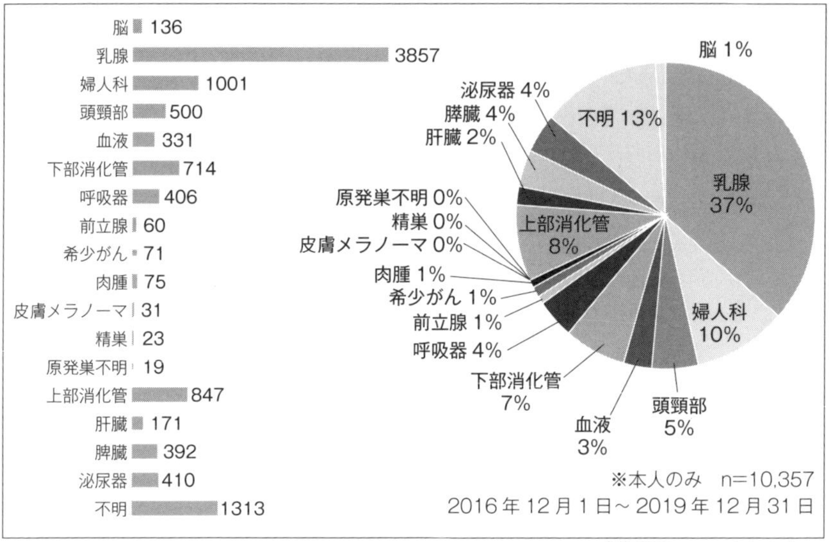

図8　がんの種類（累計）

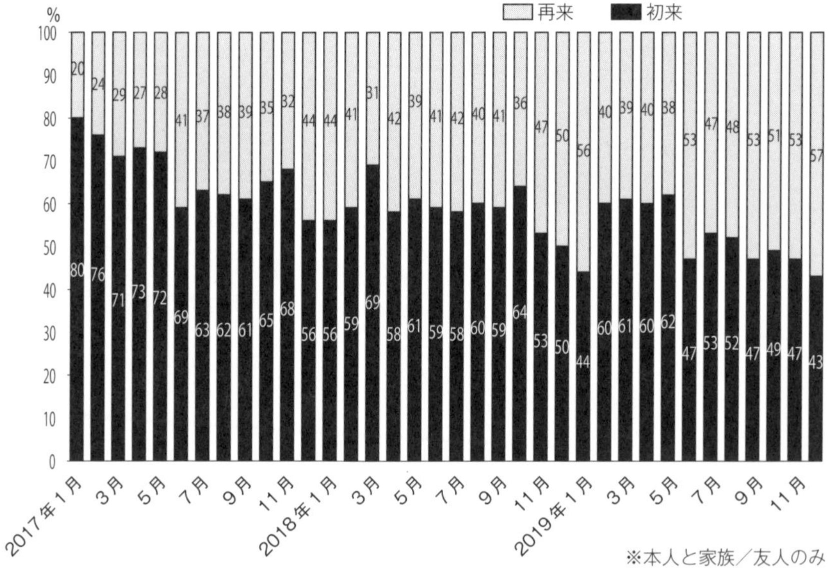

※本人と家族／友人のみ
2017 年 1 月 1 日～ 2019 年 12 月 31 日

図9　初来所・再来所人数の割合の推移

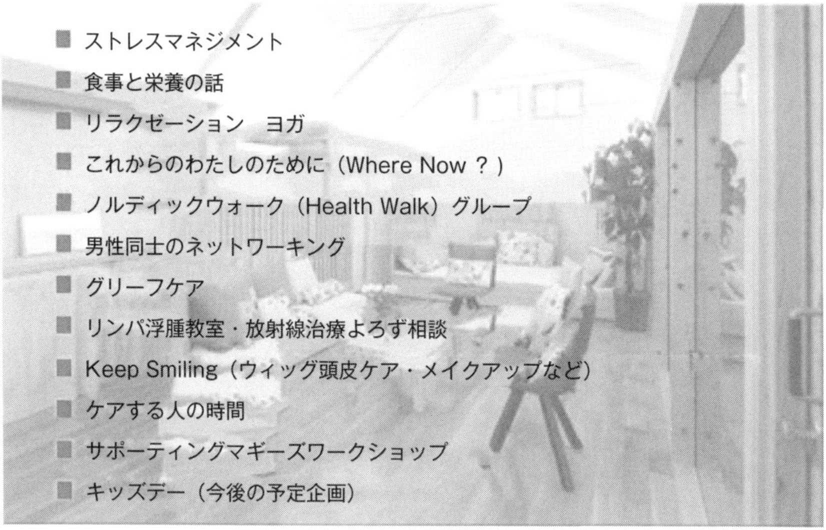

©2020 maggie's tokyo

別表 展開されているプログラム

者が増えてきているものの50％前後にとどまる。これは，別表に示すようなプログラムが３年目にして充実してきているためでもあり，且つ，マギーズセンターの特徴である自立を助け，患者力を増す働きから，依存的になるということなく，次のステップに向かうのを助けていることに起因する。

不安が強い時期には頻回に訪れていた人が，自分自身の力を取り戻していくことで，自分で考え決めていけるようになり，ある意味卒業していく。

まさに，協働的意思決定（シェアドディシジョンメーキング）支援の実践の場となっている。

9．おわりに

マギーズ東京が日本にできるまでのプロセスを踏まえて，今のがん医療で取り残されてきている相談支援を，従来の形ではなく，新しい方法を取り入れて行うことの意義を３年間の実績を踏まえて紹介し，今後の継続した活動の一環としたい。この活動によって，当事者である患者や家族のみでなく，関わる専門職も解放されていく様子を見せてもらっている。これは，看護の実践の場として，ケアの質を維持し，看護側のモチベーションを高めていくことにも繋がり，今後この実践の現場から結果を情報発信していくことも可能となろう。

すべてがチャリティによって運営されているという，このこと自体チャレンジャブルな運営形態にも，多くの方の関心が寄せられるところである。全国各地にこのような仕組みを持つ相談支援センターが増えることを期待して相談員研修にも取り組んでいる。

参考文献

Jencks C（2015）*Maggie's Centres：The Architecture of Hope*. Francos Lincoln Ltd.

Jencks MK（2007）*A View From the Front Line 2007*. Maggie's Cancer Caring Centre.

秋山正子（2017）「がんと共に生きる人々を支えるマギーズセンターを日本に：2017 SGH がん研究報告」公益財団法人 SGH 財団

厚生労働省（2017）「がん対策推進基本計画（第３期）平成 29 年 10 月」

−第６章−

当事者の視点による
コミュニケーションが目指すもの

―愛媛での取り組みを通して―

松本 陽子

NPO 法人 愛媛がんサポートおれんじの会 理事長

1．当事者の声と「がん対策基本法」

1）2016年　がん対策基本法改正

「患者たちの悲願届いた」

これは2016年12月９日，あるネットニュースの見出しだ。この日，衆議院本会議で改正がん対策基本法が可決され成立した。その瞬間を，他の患者団体の代表者と共にわたしも傍聴席で見守った。

わたしたち患者・家族の要望も踏まえ，新たに基本法に盛り込まれた主な点は「治療法が確立していない難治性がん，患者数が少ない希少がんの研究促進」「がんの治療に伴う副作用，合併症及び後遺症の予防及び軽減に関する方法の開発」「緩和ケアが診断の時から適切に提供されるようにすること」そして「がん患者が円滑な社会生活を営むことができる社会環境の整備」だ。

がん対策基本法が制定されたのは2006年。10年が経過し，がん医療と社会状況の大きな変化に合わせた改正を求める声が，患者団体や医療者などから起こっていた。全国のがん患者団体の連合組織である全国がん患者団体連合会では，2015年６月に改正に関する要望書を国会議員宛てに提出して以来，要望活動を展開していた。１年半に及ぶ活動がようやく実を結んだのだった。

2）2006年　法律制定へ向けて

かつて，がん対策について議論，決定するのは医療者や行政担当者だった。当事者の声は，時に苦情や批判としてのみ扱われ，正式な議論の場で意見として取り上げられることは少なかった。それが大きく動いたのは2000年に入った頃。突き動かしたのは患者や家族など，まさに当事者の声だった。当事者の声ががん対策を動かし始める時代を振り返りたい。

2005年春。NHKで「日本のがん医療を問う」という特別番組が放送された。番組の中心となったのは患者の声。スタジオに多くの患者・家族が集まり，次々と自らの経験を基にした発言を重ねていく。中でも島根県に住む大腸がん患者佐藤均さんの言葉は鋭かった。自らも厳しい治療を続けている最中で，ドラッグラグの問題や，都市部と地方との医療格差，国のがん対策の司令塔不在などを問い質した。番組は２回にわたって放送され，がんについて社会の関心が高まっていくキッカケとなる。この年の５月には，およそ2,000人の患者・家族などが参加して「がん患者大集会」が開催され，出席した尾辻秀久厚生労働大臣（当時）は，あらかじめ準備されていた挨拶文ではなく，自らの言葉で当事者の思いに応えた。

そして，翌2006年にがん対策基本法が制定されることとなる。法の中には，がん対策を協議する場を設けること，その中に患者・家族など当事者を含むことが明記された（図１）。国のがん対策の流れ（図２）の中で，当事者が正式に参画する大きな転機となった。

がん対策基本法

第四章　がん対策推進協議会

第二十条　協議会は二十人以内で組織する。
２ 協議会の委員は，がん患者及びその家族又は遺族を代表する者，がん医療に従事する者並びに学識経験のある者のうちから，厚生労働大臣が任命する。

図１　がん対策基本法（2006年制定公布時の条文）

年次	
1962年2月	**国立がんセンター設置**
1981年	悪性腫瘍が我が国の死亡原因の１位となる
1983年2月	老人保健法施行 （胃がん・子宮頸がん検診の開始。その後，順次対象拡大）
1984年4月	**「対がん10カ年総合戦略」の開始** （第1次～第3次　1984年～ 2013年）
2001年8月	地域がん診療拠点病院制度の開始
2006年6月	**がん対策基本法が成立**
2007年6月	がん対策推進基本計画（第1期）
2012年6月	がん対策推進基本計画（第2期）
2013年12月	**がん登録等の推進に関する法律が成立**
2014年4月	「がん研究10か年戦略」の開始
2018年3月	がん対策推進基本計画（第3期）

出典 2018 年 6 月 27 日　第 69 回厚生労働省がん対策推進協議会資料

図２　がん対策の流れ

３）当事者の声を地域のがん対策へ

この頃，わたしは傍観者だった。1999年に子宮頸がんが見つかり手術と４年に及ぶ抗がん剤治療が終わったところで，NHKの番組やがん対策の成り行きに強い関心は持っていたが，地方に住んで患者団体にも所属していない身には，どこか現実味を感じられずにいた。

それが大きく変わるのは2007年。地元愛媛県のがん対策を協議する場に，患者の立場で参加するよう連絡を受けた。国の動きに準じた対応だった。この頃全国でも同様の対応が取られ，各地に「患者委員」が誕生する。「患者委員」のための勉強会が開催されると聞き，東京での集まりに参加したのが2007年の末頃だった。40人ほどが集まっていたと思うが，その誰もが患者団体に所属しているのに，わたしだけが個人での参加だった。がん対策を論ずるのには自分ひとりの経験や思いだけではなく，多くの仲間の声を集約することが重要だと痛感し，患者団体の設立を目指すこととなった。先に述べたとおり，がんについての社会の関心が高まっていたタイミングであり，同じ思いを持つ患者や家族などが集まり，わずか数ヵ月の準備期間で2008年に患者団体を設立することができた。

こうした動きは愛媛だけではなかった。全国がん患者団体連合会に加盟している40団体（2019年12月現在）のうちの約半数が，2000年からの10年間の間に設立されている。自分たちの権利を主張するだけでなく，医療者や行政と協働して，地域のがん対策に取り組んでいく新たなうねりが起こり始めていた。

2．愛媛での取り組み

1）「学びあいサロン」
～医療者と当事者が共に学びあう～

患者団体による集約された当事者の声をがん対策に反映していくための取り組みが一歩ずつ進んでいく傍ら，がん医療の場では，心のケアのためにも，ひとりひとりの患者，家族の声を聴き，コミュニケーションを深めていく動きが起ころうとしていた。

ここからは，愛媛でのわたしたちの取り組みを紹介させていただく。

2008年，患者団体を設立して間もなく，愛媛大学医学部で医療者と患者，家族が共にがん医療について語り合う会が発足した。患者団体設立を知った当時の血液内科の教授が声を掛けてくださったのだ。医師，看護師，薬剤師，栄養士そしてMSWなどの医療者と，わたしたち患者会のメンバーが月１回程度集まって自由に語り合う。数回の開催を経て重要な課題として浮かび上がってきたのが，医療者と当事者とのコミュニケーション不足についてだった。

医療者側も当事者側も，互いにコミュニケーションがうまく取れないことに悩んでいる。どうすればよいのか議論が続いた。医療者側からは「もっと質問してくれれば」「患者の本音を聞きたい」という意見が出され，それに対して患者，家族側からは「どうしても主従の関係を意識してしまい，言いたいことが言えない」「短い診察時間で要領よく質問するのは難しい」といった声が相次いだ。解決策は見つからない。議論を重ね辿り着いたのは「医療者と患者，家族の間には溝がある。それを埋めるのは無理。溝があることを互いに理解したうえで，埋めて平らにはできなくても，その上に橋をかける努力を続けよう」という答えだった。そして，語り合う会を発展させ「学びあいの会」を立ち上げる。一つのテーマでミニレクチャーを実施し，その内容について医療者と患者，家族が意見を述べ合い，お互いの考え方の異なる点，一致する点などを認識し合うことを目指す。その場では患者，家族も医療者に遠慮せず，疑問や異論を出し合うことを約束としてスタートした。10年が経過した現在も，形式や開催頻度を変えながら「学びあいサロン」として継続している（図３）。

２）「みんなの質問ノート」
～ツールを介したコミュニケーションを目指して～

また，わたしたちは患者側のコミュニケーション力を上げることを目指し，質問促進ツールの作成にも取り組んだ。がん医療をめぐっては，患者自身も自分の病気や治療についてよく理解することが求められ，疑問があれば積極的に質問することが勧められた。しかし，いざ医療者を前にすると，何をどう訊けばいいのかがわからない，言葉が出てこないというのが当事者の声だった。そこで，具体的な質問のコメントを例示

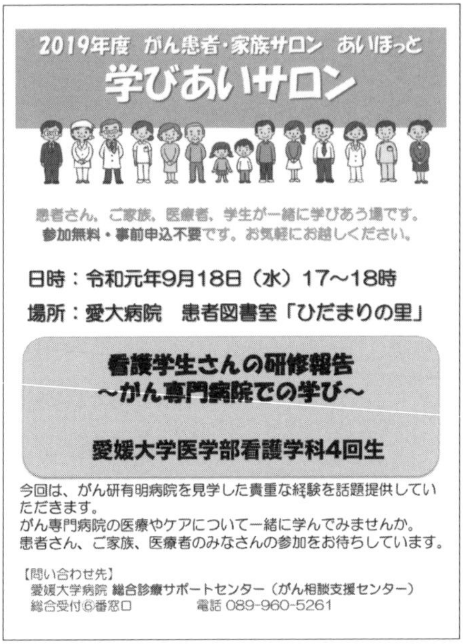

図３　愛媛大学病院　学びあいサロンチラシ

する「みんなの質問ノート」（図４，図５，図６）を作成した。このノートを診察室へ持ち込み医療者にも一緒に見てもらいながら質問し，コミュニケーションの助けになればと考えた。利用した人から「どきどきしながらノートを見せたら，そこに主治医が書きこんでくれました」という声が聞かれた。医療者からも「患者さんが何を知りたいと思っているのか，よくわかった」とか，「確かに言葉にするのは難しいから，こういうツールは一つの方法」という意見をいただいた。愛媛県の委託事業として県内の患者向けに作成したものだが，現在は当会HPからダウンロードできるようにし，県内外を問わず広く利用していただけるようにしている。

この「みんなの質問ノート」を作成したのは2013年。前年2012年に「第２期がん対策推進基本計画」が策定され，わたしもがん対策推進協議会委員のひとりとして策定に関わった。計画の中の「がんに関する

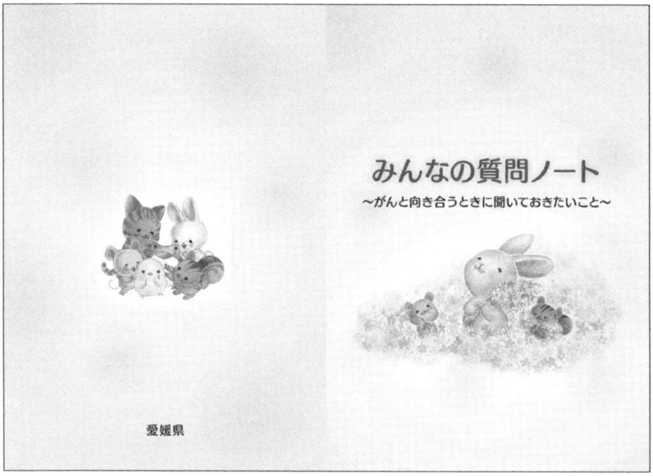

発行：愛媛県委託事業者：NPO 法人愛媛がんサポートおれんじの会

図4　みんなの質問ノート

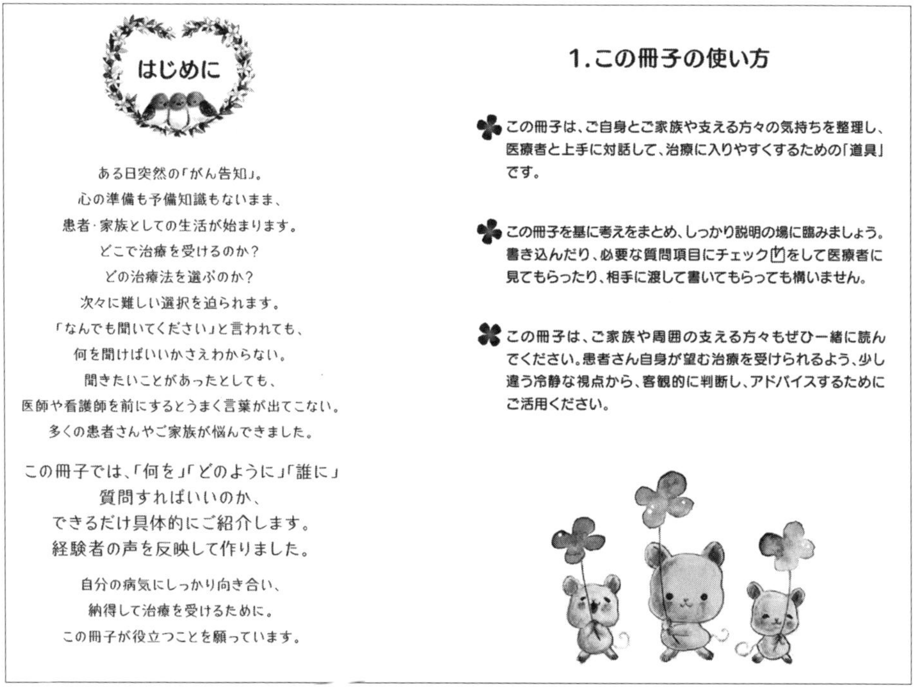

はじめに

ある日突然の「がん告知」。
心の準備も予備知識もないまま、
患者・家族としての生活が始まります。
どこで治療を受けるのか？
どの治療法を選ぶのか？
次々に難しい選択を迫られます。
「なんでも聞いてください」と言われても、
何を聞けばいいかさえわからない。
聞きたいことがあったとしても、
医師や看護師を前にするとうまく言葉が出てこない。
多くの患者さんやご家族が悩んできました。

この冊子では、「何を」「どのように」「誰に」
質問すればいいのか、
できるだけ具体的にご紹介します。
経験者の声を反映して作りました。

自分の病気にしっかり向き合い、
納得して治療を受けるために。
この冊子が役立つことを願っています。

1.この冊子の使い方

- この冊子は、ご自身とご家族や支える方々の気持ちを整理し、医療者と上手に対話して、治療に入りやすくするための「道具」です。
- この冊子を基に考えをまとめ、しっかり説明の場に臨みましょう。書き込んだり、必要な質問項目にチェック☑をして医療者に見てもらったり、相手に渡して書いてもらっても構いません。
- この冊子は、ご家族や周囲の支える方々もぜひ一緒に読んでください。患者さん自身が望む治療を受けられるよう、少し違う冷静な視点から、客観的に判断し、アドバイスするためにご活用ください。

図5　みんなの質問ノート

①『病気』そのものの事が知りたい！

→主に主治医に聞きましょう

最初の説明時の主治医への質問
（まずはじっくり医師からの説明を聞き、漏れているものがあればチェックを）

- □ 診断名は何ですか。
- □ 病気は体のどこにあるのでしょうか。
- □ どのくらい進行しているのでしょうか。病期でいうとどれにあてはまりますか。（例：Ⅰ期、Ⅱ期、Ⅲ期、Ⅳ期）
- □ 今後、起こりうる症状はどのようなものでしょうか。
- □ もっと検査する必要はありますか。その検査で何がわかりますか。その検査は痛みを伴いますか。
- □ 治療法は、いつまでに決めなくてはなりませんか。相談したり考えたりして治療方針を変えてもいいですか。
- □ 分からないことが出てきたら、後でもう少し詳しく聞きたいのですが、どうすればいいですか。

治療選択のために

- □ どのような治療法がありますか（手術以外のものも含めて）。
- □ それぞれの治療を選んだ場合に予想されること（よいこと、副作用などの悪いこと、最も起こりうること）を教えてください。
- □ 副作用に対する治療・対処法はありますか。
- □ セカンドオピニオン（別の医師の意見）を受けるためにはどうすればいいですか。

図6　みんなの質問ノート

相談支援と情報提供」の項目で，個別目標として掲げられたのは「患者とその家族のニーズが多様化している中，地方公共団体，学会，医療機関，患者団体等との連携の下，患者とその家族の悩みや不安を汲み上げ，がんの治療や副作用・合併症に関する情報も含めて必要とする最新の情報を正しく提供し，きめ細やかに対応することで，患者とその家族にとってより活用しやすい相談支援体制を実現することを目標とする」だった。この実現を目指して，情報提供やコミュニケーション促進のためのツールが多く作成された。「みんなの質問ノート」も，その流れの一つだった。ツールを活用し，医療者からさらに丁寧な説明を受ける機会も多くなっていった。

しかし，残念ながら，ツールの活用だけでは患者，家族の納得に必ずしも直結していないと感じるようになった。ある患者は，新しい薬による治療が始まる時，治療法に関するリーフレットを看護師から手渡され「あとはこれを読んでおいてくださいね」と言われて質問を打ち切られたように感じたと嘆いた。別の家族は，「主治医と看護師が丁寧に説明してくれた。病気のことや今後の見通しについて理解はできた。でも理解できることと不安がなくなることは別もの。情報を得たことで，かえって不安は増した」と言う。

情報が「手元」に届くようにはなった。それが「心」に届き，不安が少しでも軽くなり，落ち着いて考えて納得のいく選択に繋がることで，初めて情報は活きたものになる。情報が溢れるようになった時代に，わたしたち患者団体だからこそできることは何だろうかと改めて考えた。そして，一つの取り組みとして，いつでも仲間と語り合うことができ，何がわからなくて，何が不安なのかを同じ経験者として共有し，一緒に考えていける場を作ることになった。

3）「町なかサロン」～ピアサポートの現状と課題～

2012年夏，「がんと向き合う人のための町なかサロン」がオープンした（図７）。病院内で開催されているサロンに対して，院外，町のな

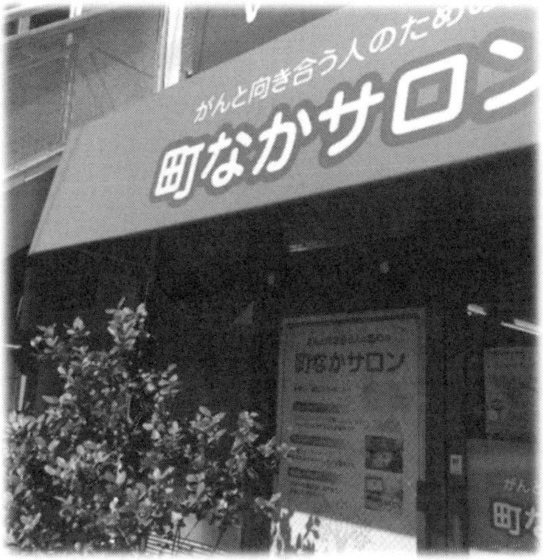

図７　がんと向き合う人のための町なかサロン

かにあることを示して「町なかサロン」とすることが決まった。それに加えて「がんと向き合う人のための」としたのは，患者，家族などの当事者だけでなく医療者や地域の様々な関係者も集える場にしたいと考えたからだった。

運営はすべて「ピアサポーター」が行うのが最大の特徴だ。ピアサポーターとは，患者や家族としてがんに向き合った経験があり一定の研修を

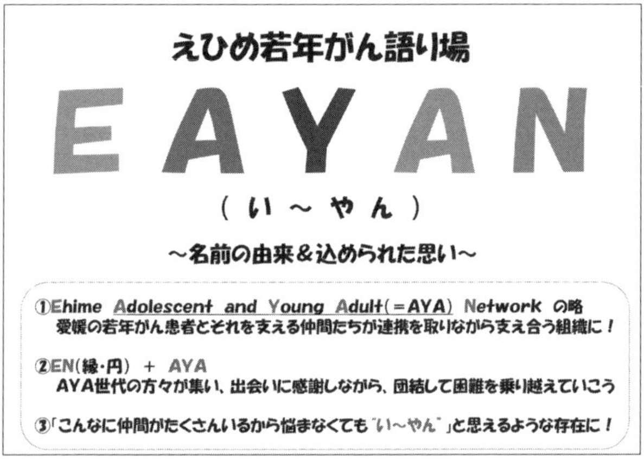

図８　AYA世代の集まり

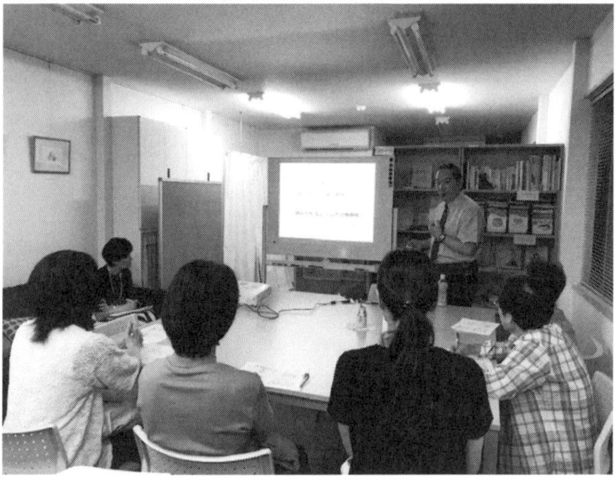

図９　特別企画

受けた人のことで，国の「がん対策推進基本計画」の中で「がん患者にとって，同じような経験を持つ者による相談支援や情報提供及び患者同士の体験共有ができる場の存在は重要である」と，その活動の重要性が明記され，全国的に拡がりを見せている。

町なかサロンは平日の午前10時から午後４時まで運営していて，ピアサポーターが待機している。来訪者のお話を聴かせていただき，必要に応じて情報提供や病院などの関係機関へ紹介することもしている。週末を中心に，AYA世代の集まりや，遺族会，部位ごとの会などの特別企画もピアサポーターが企画，実施してきた（図８，図９）。この取り組みも，愛媛県のがん対策の一つと位置付けられ，県からの補助金を受けて運営している。

開設して７年が経過した。当初の想定としては，ふらりと立ち寄った人たちが一緒に語り合う形だったが，実際には個別でじっくりお話を聴かせていただくことが多く，仲間で一緒に語り合うのは特別企画の時に

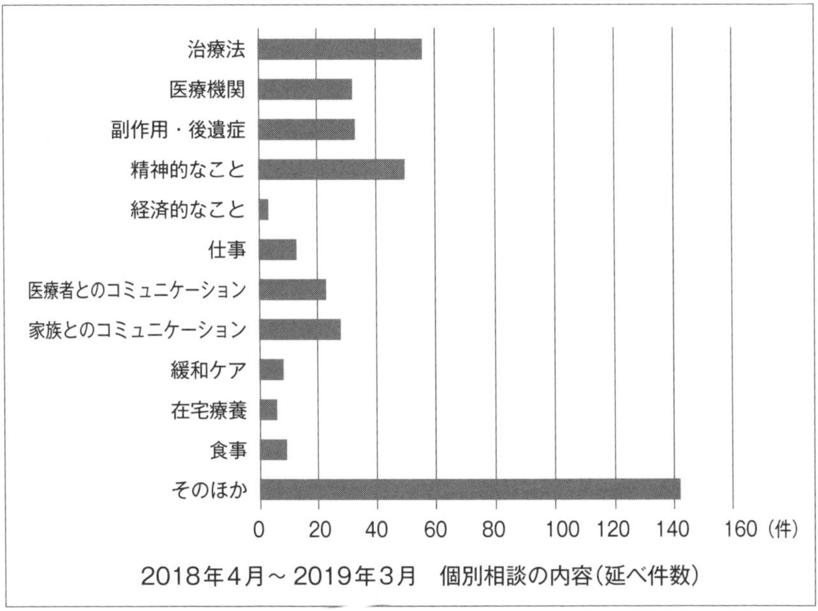

2018年4月～2019年3月　個別相談の内容（延べ件数）

図10　町なかサロンでの相談内容

という整理になってきた。利用者の中には，最初の診断の時からその後の経過観察，そして再発と，数年にわたっての道程の大事な局面のたびに一緒に考えさせていただいたケースもある。

2018年度の相談内容の内訳（図10）を見ると，治療法の選択が最も多く，次いで精神的なこと，副作用や後遺症の悩みが続く。実際にお話を聴かせていただいたケースを思い返すと，特に上位の悩みの背景には，医療者とのコミュニケーションがうまく取れていないことがあると感じている。治療法の選択の場面で医療者の説明を理解できない，うまく自分の考えを伝えられない，気分の落ち込みや漠然とした不安は主治医に言えない，副作用や後遺症の辛さを訴えても十分にわかってもらえたと感じられない，などだ。医療者への不満や批判を口にする人ももちろんいるが，多くはうまく伝わらないもどかしさを抱え，中には自分を責めて苦しんでいる人もいる。

聴かせていただきながら，自分の経験を思い出す。要領よく質問できないことや，なかなか理解できないのは自分が悪いのだと思っていた。決してそうではなく，予習なくがん患者になってしまって，いきなり医学が理解できるわけがないし，専門家に質問することに慣れている人などいないのに，そのことを共感してもらえる存在はなく，ひとりであがいていた。「わたしも同じでしたよ」というたった一言が聞ければ，落ち着いて次のことを考えられたのではないかと思う。

わたしたちの活動の基本は，自分たちの経験に照らして，患者，家族が何に困り，何を悩んでいるのかを時に共感しながら一緒に考えることだ。医療者に要領よく説明するために自分たちが工夫したことを話し，理解できない時には誰に助けを借りたのかを伝える。家族や周囲の人とのコミュニケーションの取り方にも，様々な経験と工夫があることを伝える。最短距離での問題解決ではなく，解決へ至る道筋を一緒に考えて探し出すことを目指し，その過程を大切にしたいと考えている。医療者の理解も進み，がん相談支援センターから患者が紹介されることも増えてきたし，逆にわたしたちと一緒に問題を整理した後で，病院へ繋ぐことも多い。医療者と患者，家族のコミュニケーションの橋渡し役の一端を担えるようになりつつあると感じている。

こうしたピアサポーターによる活動は，先に述べたとおり国の計画にも重要性が明記され全国的に拡がりを見せているが，実践していての課題も痛感している。活動の質をどう評価し，改善に繋げていくかという点だ。わたしたちは自主的な勉強会の開催などで，できるだけ独りよがりの活動にならないよう努めているが，それで十分とは思えない。第三者による評価など新たな取り組みについて模索しているところだ。

さらに全国に目を向ければ，がん診療連携拠点病院でのピアサポーターの活動については，2016年に総務省が実施した「がん対策に関する行政評価・監視の結果報告書」の中で不十分であるとの指摘もなされている。患者，家族と医療者とのより良いコミュニケーションのためにも，一層のピアサポート活動への理解，質の向上が重要だと感じる。

3.「尊厳を保持しつつ安心して暮らす」ために

2016年に改正されたがん対策基本法。基本理念には，新たに「がん患者が尊厳を保持しつつ安心して暮らすことのできる社会の構築を目指し，がん患者が，その置かれている状況に応じ，適切ながん医療のみならず，福祉的支援，教育的支援その他の必要な支援を受けることができるようにするとともに，がん患者に関する国民の理解が深められ，がん患者が円滑な社会生活を営むことができる社会環境の整備が図られること」という条文が盛り込まれた。

がん医療は変化し続けている。支持療法の発達や生存率の向上で，かつてのような病院中心ではなく，一般社会の中で長く治療を続けることが可能になり，治療には「生活」の視点を取り入れることが求められるようになった。また，ここ数年のゲノム医療の進展は，治療法のことだけでなく，そもそもの自分の命への向き合い方に関して，わたしたちにこれまで以上に複雑な選択を迫っている。そんな中で重要なのは，正しい情報の中からその人に必要なものを選び出し，「心」に届けるためのサポートであり，それにはコミュニケーションが欠かせないと考える。医療者と患者，家族の間はもちろん，福祉関係者や地域，企業と患者，家族の間のコミュニケーションにも目を向ける必要がある。また手法を考えても，これまでのような顔を合わせて言葉を使うことにとどまらず，ITを用いたり，もっと他の方法を活用したりすることもあり得るかもしれない。柔軟な発想と活用が必要になってくるだろう。

関わる人や手法が変わったとしても，見失ってはいけないのは誰のための，何のためのコミュニケーションなのか，ということだ。言うまでもなくコミュニケーションは手段である。目指すのは基本法で謳う「がん患者が尊厳を保持しつつ安心して暮らすこと」だ。理論や技術，ツールの開発などで，より良いコミュニケーションができることを大いに期待するが，当事者の視点を欠いたものであってはならない。

わたしたち当事者が果たすべき役割は大きい。法制定に向けて声を上げ自分たちの思いを形にした患者，家族の思いを継ぎ，関係者との協働によって基本法の理念の実現に向けて努めていかなければならない。地域での役割を果たし，大きな仕組みを変えていくためにも，わたしたちは目の前の仲間の声を聴き，その思いを伝え続けていく。

－第７章－

Shared Decision Makingの可能性と課題

―がん医療における患者・医療者の新たなコミュニケーション―

石川ひろの

帝京大学大学院公衆衛生学研究科 教授

１．背景

日本においても，1990年代半ばころから，患者の自律性や自己決定の強調，インフォームド・コンセント，セカンド・オピニオンといった概念の普及など，それまでの父権主義的な医師と患者の関係に対して，その関係性の転換と患者の主体化に向けた議論が盛んに行われるようになった（山崎，1998）。この背景には，社会的な消費者意識の高まりとともに，医療事故・医療過誤に関するマスコミ報道の増加，医療に対する社会的な不信感や，医療者とりわけ医師に対する批判の高まりがある。そこでは，フリードソン（Freidson）が指摘したように，患者と医師はそれぞれ独自の評価基準と利害関心とを持つ，別個の世界の住民であり，医療行為とは，この２つの異質の「視座の衝突（clash of perspective）」として捉えられてきた（進藤，1990）。「強者」である医師と「弱者」である患者の対立構造を前提に，専門職としての知識と権力を持つ医師に対して，患者が自らの手に情報と意思決定のための力を取り戻し，医師と対等であろうとする関係が議論されてきたのである。

この流れが，再び転換しはじめたのが2000年代後半である。医療崩壊が社会的な問題となり，医療機関の苦悩や医療者側の疲弊が伝えられるとともに，「モンスターペイシェント」と呼ばれる患者が取り沙汰されるなど，「医師＝強者」「患者＝弱者」の従来の構造が必ずしも現実ではないことが認識されるようになってきた。その中で，患者と医療者との関係も，「対立」から「協働（collaboration)」「自己決定」から「意思決定の共有」を目指すものへと転換してきた。そこから，患者中心的アプローチ（patient-centered approach)，共有意思決定（shared decision making：SDM）などの概念が，単に医師が持っていた情報，権限，決定の責任を患者に委譲するものとしてではなく，情報を含め治療などの決定に至るプロセスで協働し，それを共有するものとして捉えられるようになった（Ishikawa, Hashimoto and Kiuchi，2013)。そのような患者と医療者の関係において，診療場面におけるコミュニケーションは，まさに患者と医療者が持ち寄ったそれぞれの背景と世界の相互交流を通して，その病気や健康問題の現状，前提，価値観，治療の目標などについて共通の意味を生成し，互いの世界を理解し，共有していくプロセスとして重視されてきた。

2．Shared Decision Makingとは

SDMの定義は多様であり，必ずしも明確になっていないことがたびたび指摘されてきた（Makoul and Clayman，2006)。この背景には，SDMの概念が，様々な学問領域において異なる視点から論じられてきた患者－医療者関係のモデルの中に存在してきたことがあるだろう。

1）社会学的な視座

たとえば，社会学においては，立場や情報，意思決定権などを含めた権力（Power）を共有するという視点から，両者の力関係に着目して患者－ 医療者関係のモデルが論じられてきた。古くは，疾病の重症度を基準に３つのモデルを提示したスザッスとホランダー（Szasz and Hollender）のモデルがある（表１）。ここでは，患者には意思決定能力がないため，医師がパターナリスティックに治療のすべてを決定することになる「能動－受動」モデルから，適切な治療の指針は議論の余地なく明らかであるため，医師の指導のもと患者がその治療指針に協力する「指導－協力」モデル，治療計画への患者の積極的な参加が必要とされる「相互参加」モデルが示されている。

さらに1970年代以降，社会全体における消費者主義の興隆を背景に，医療においても，患者を医療サービスの「消費者（consumer)」と捉える考え方が出てきた。ローターらは，医師と患者の力関係が異なる４つの類型を提示し，それぞれにおいて「誰が診療の内容と目標を決めるか」「患者の価値観の役割」「医師の役割」がどのように異なるかを論じている（Roter, 2000)（表２）。ここでの④相互参加型の関係においては，患者と医師が単に補完的な役割を演じるのではなく，比較的対等な立場に立ってそれぞれの強みと資源を持ち寄り，話し合いを通じて診療の目標や内容を設定し，意思決定を行う。このため，患者の価値観についても両者の対話の中で検討され，医師は助言者としての役割を担う。これ

表１　スザッス・ホランダーモデル

	医師の役割	患者の役割	モデルの臨床への適用	モデルの原型
①能動－受動	何かを患者になす	受容者	麻酔・急性外傷 昏睡・精神錯乱	親－幼児
②指導－協力	患者に行動指示する	協力者	急性伝染病	親－思春期の子
③相互参加	患者の自助を助ける	同僚として参与	慢性疾患・ 精神疾患	成人－成人

出典：進藤（1990，p.125 表Ⅲ -8)

表2　患者－医師関係の類型

患者の権力	医師の権力	
	低い	高い
低い	①機能停止	②父権主義
目標設定	不明	医師が設定
患者の価値観	不明	医師が推測
医師の役割	不明	保護者
高い	③消費者主義	④相互参加型
目標設定	患者が設定	交渉
患者の価値観	患者が定義。医師との間では検討されず	共同で検討
医師の役割	技術的な相談役	助言者

出典：Roter（2000）Table 1より著者訳

に基づくのが，共有意思決定モデル（shared decision model）とされている。

2）医療倫理学的な視座

一方，医療倫理学者のエマニュエルらは，医療倫理における基本原則である自律尊重（autonomy），善行（beneficence）の視点から，患者の価値観，医療者の義務と役割に着目した患者－医師関係の４つのモデル（父権主義モデル・審議モデル・解釈モデル・情報提供モデル）を提唱した（Emanuel and Emanuel, 1992）。ここでは，医療者の善行を優先する父権主義モデルと，患者の自律を優先する情報提供モデルを両端として，その中間に，双方の原則を両立させ，患者と医療者との対話を重視する審議モデル，解釈モデルが置かれている（表３）。審議モデルでは，患者の価値観は変化の余地があるという前提に立ち，患者の価値観について話し合いをして，患者の価値観が誤っていると医療者が考える場合には，価値観を変えるように説得という介入を試みることがある（教師や友人のような役割）。一方，解釈モデルは，患者の価値観が未確定であるという前提に立ち，様々な治療法が，どのような効

表３　医師・患者関係の４モデルの比較

	情報提供	解釈	審議	父権主義
患者の価値観	確定しており，患者が自覚している	未確定で葛藤があり，明らかにする必要がある	議論により変化，修正する余地がある	客観的で医師と患者の間で共有されている
医師の義務	必要な事実情報を提供し，患者が選択した治療を行う	患者の価値観を明確にし解釈して，患者に情報を提供し，患者が選択した治療を行う	最も望ましい価値観を伝えて説得して，患者に情報を提供し，患者が選択した治療を行う	患者の現在の意向に関係なく，患者の健康を向上させる
患者の自律	治療を選択，コントロールする	治療に関する自己理解	治療に関する精神的自己啓発	客観的価値の承認
医師の役割	有能な技術的専門家	カウンセラー助言者	友人教師	保護者

出典：Emanuel and Emanuel（1992）より著者訳

果やリスクを持つのかを，十分に説明する。医療者の役割は，患者が自らの価値観を明確にし，それに沿った決断をするのを助けることである（カウンセラー的役割）。

3）意思決定論的な視座

また，Evidence based Medicine（EBM）の興隆を背景に，臨床疫学，意思決定論の視点からモデルを提示したのがチャールスらである（Charles, Gafni and Whelan，1999）。ここでは，情報交換（情報の流れ，方向性，タイプ，量），検討（意思決定に向けて，治療に関する優先性について議論を行うプロセス），実践する治療方針の決定の３つのステージ別に各意思決定のモデルが整理されている。これが，父権主義的意思決定モデル，共有意思決定モデル，情報に基づく意思決定モデルである（表４）。

表4　治療の意思決定モデル

ステージ		モデル				
		父権主義的	中間的アプローチ	共有	中間的アプローチ	情報に基づく
情報交換	流れ	一方向（ほぼ）		双方向		一方向（ほぼ）
	方向	医師 → 患者		医師 ⇔ 患者		医師 → 患者
	タイプ	医学的		医学的，個人的		医学的
	量	法的に必要とされる最低限		意思決定に関連するすべて		意思決定に関連するすべて
審議		医師単独か，他の医師と		医師と患者（＋重要な他者）		患者（＋重要な他者）
治療法の決定		医師		医師と患者		患者

出典：Charles, Gafni and Whelan（1999）より著者訳

父権主義的意思決定モデルでは，情報の流れは，医師から患者の一方向であり，治療方針の検討は医師が単独，または他の医師と協力して行い，最終的に選択決定するのは医師である。

共有意思決定モデルでは，情報交換は医師と患者の間で双方向に行われる。医師はあらゆる情報（選択可能な治療方法の各利益とリスク，患者の心理的社会的ウェルビーイングへの潜在的な影響に関する情報など）を患者に知らせる必要がある。患者は，病気や治療に関する価値観，嗜好，生活習慣，信念，知識などについて，医師に情報を提供する必要がある。

情報に基づく意思決定モデルでは，医師から患者へ一方向の情報交換となる。医師は，疾患および治療の選択肢に関する情報をすべて患者に提供する必要があるが，意思決定プロセスにおいて情報提供以外の役割は持たず，治療方針に関する検討と決定は患者のみで行われる。

4）SDMの定義と要素

これらのモデルにおいて，SDMとされる（に近い）モデルは，しばしば父権主義的な（医師単独での）決定と情報に基づく（患者単独での）決定のモデルの中間に置かれているが，これはSDMにおいて，必ずしも医療者と患者との間で意思決定が均等に共有されることを意味するわけではない（Makoul and Clayman，2006）。チャールスらは，SDMの要素を，①少なくとも医療者と患者が関与する，②両者が情報を共有する，③両者が希望の治療について合意を形成するステップを踏む，④実施する治療について合意に達する，とした（Charles, Gafni and Whelan，1999）。つまり，SDMにおいて意思決定を共有することの焦点は，単に最終的な決定権を医師がとるのか，患者がとるのかということではないのである。Makoulら（Makoul and Clayman, 2006）は，文献のレビューに基づき，SDMの必須要素として，問題を定義・説明すること，選択肢を示すこと，長所・短所を議論すること，患者の価値観・意向，患者の能力・自己効力感を議論すること，医師の知識・推奨，理解の確認・明確化，意思決定または明確な委譲，フォローアップの準備を挙げている。このような要素が含まれていれば，最終的に患者が医師に決定をゆだねたとしても，それはSDMが行われたと考えることができるということである。

さらに，SDMの定義の多様さは，SDMを狭い意味で捉えるか広く捉えるかということとも関連している。狭義には，SDMは，治療の選択肢についての情報のやり取りと，誰がそれを決定するかという問題に焦点が当てられる（Elwyn, Edwards and Thompson，2016）。一方，広義には，どのように問題が定義され，選択肢が特定され，選択肢についての情報がやり取りされ，決定がなされ，実施および評価が行われるかを含めたものとして捉えられている（Elwyn, Edwards and Thompson，2016）。

医療場面における意思決定では，治療方法の選択に焦点が当たりがちである。しかし，意思決定の共有は，実際にはその前の段階から始まっ

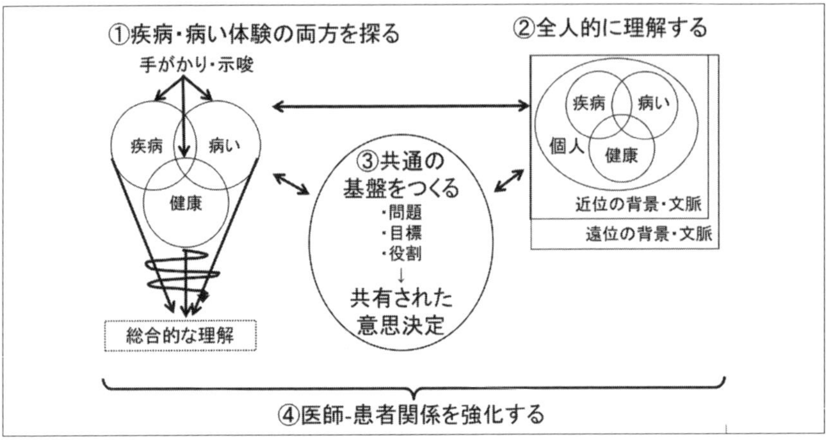

出典：Stewart *et al.*（2013）より著者訳

図1　患者中心的アプローチのモデル

ており，その延長上にあると考えられる。患者と医療者は，同じ健康問題や病気についても，しばしば異なる視点で捉え，異なる情報や考えを持っている。その異なる考えや情報を持つ両者が共通の基盤を作ること，すなわち「今，何が問題なのか」から始まり，「何を目標にするのか」「そのためにはどんな方法があるのか」「それを実行するためには，それぞれがどんな役割を果たすべきなのか」といった決定に至るプロセスを共有していくことが，ここでいう意思決定の共有である。このように捉えると，必ずしも明確な治療法の選択を行う場面そのものに限らず，SDMは必要とされることになる。そのため，患者と医師が共通の基盤を構築し，意思決定を共有することは，患者中心的な医療のための重要な要素とされてきたとも言えるだろう（図1）（Stewart *et al.*, 2013）。

3．SDMの測定

上述のように概念化されてきたSDMを実際に評価，測定しようと，様々な尺度が開発され，実証研究も行われてきた（Elwyn, Edwards and Thompson, 2016)。SDMの定義が多様であるため，その評価する側面も尺度によって異なる部分がある。

医療者との関係における患者や市民の自律への意向を捉えようとした尺度として早くに開発されたのがAutonomy Preference Indexである（Ende *et al.*, 1989)。これは，「病気が悪化すればするほど，病気について詳しく説明してもらいたい」など情報に関する意向と「治療に関する重要な決定は，あなたではなく医師がしたほうがよい」など意思決定に関する意向に関する２つの下位尺度からなる。日本語版も作成されており（Ohki and Fukuhara, 1995)，日本における実証研究においても，情報に関する意向と比較して意思決定に関する意向は低いこと，患者のジェンダーなどによる差異が報告されている（Nomura *et al.*, 2007)。

また，意思決定の共有を含む患者中心的な志向を評価する尺度として，Patient-Practitioner Orientation Scale（PPOS）は，「診察で何を話しあうべきかを決めるのは，医師の役目である」など，情報や意思決定の共有に関する志向について評価する共有（Share）と，「患者のライフスタイルや価値観と合わない治療計画はうまくいかない」など患者の期待や感情の考慮に関する志向について評価するケア（Care）の２つの下位尺度からなる。米国で開発され各国で用いられており，日本語版も作成されている（Ishikawa *et al.*, 2014；Krupat *et al.*, 1999)。この尺度は当初，医療者の志向を評価するために作成されたが，ほぼ同じ項目で患者の志向を評価するための患者版も作成されている。患者の志向は，性別，年齢，民族，学歴，収入などの属性と関連があること，患者と担当医の志向が一致している場合，または医師が患者中心的な志向を持っている場合に，患者の満足度が高いことなどが報告されてきた（Krupat *et al.*, 2000)。

一方，実際の意思決定のプロセスそのものを評価する指標も多く開発されてきた。臨床場面の録音・録画に基づいて第三者が評価する指標としては，Observing Patient Involvement（OPTION）scaleが広く用いられ，多くの言語に翻訳されている（Elwyn *et al.*，2005；Elwyn, Tsulukidze, *et al.*，2013)。ここでは，「医療者は他の治療法などの選択肢があり，意志決定を要する問題があることに注意を向けた」「医療者は，患者が決めた，または協働と議論を経て到達した決定に患者の意向が融合されるよう努力した」など，意思決定のプロセスにおいて医療者がどの程度患者の関与を促したかを評価している。

一方，患者自身の視点からSDMのプロセスを評価する指標も多くある。上記OPTIONの患者版があるほか，The 9-item Shared Decision- Making Questionnaire（SDM-Q-9）は，日本語を含む多くの言語に翻訳され用いられている。「医師は，今回の病状に対して様々な治療の選択肢があることを伝えてくれた」「医師と私は，一緒に治療上の選択肢を選んだ」など，その臨床場面についてSDMの各ステップが行われたか患者の視点から評価するものである。また，患者の意思決定における葛藤を測定するDecisional Conflict Scaleも多く用いられてきた（O'Connor，1995)。これは，「選択肢について十分なアドバイスを受けていると思う」「自分の決定に満足している」など，決定のプロセスと結果について患者がどのくらい葛藤を感じているのかを測定している。日本語版も作成され，薬剤師による情報提供によって，新たに化学療法を勧められた患者の意思決定の葛藤が減少したことが報告されている（Kawaguchi *et al.*，2013)。

4．SDMの効果

SDMやそれに基づく患者－医療者関係は，多くの医療場面で重要かつ倫理的に望ましいものとして注目され，社会的にも推進されてきた。一方，その効果についての実証はまだ十分とは言えないことが指摘されている。これは，前述のように，SDMの概念が様々に定義され，その測定や評価も研究によって異なる部分が多かったためでもある。

SDMと患者アウトカムとの関連をレビューした研究（Shay and

Lafata, 2015）では，SDMを誰の視点から評価するか（患者，第三者，医療者）によってアウトカムとの関連が示されるかが異なり，患者の報告に基づく指標で有意な正の関連が示されているものが多かったことが報告されている。また，アウトカムのうち，理解や満足度のような感情・認知に関するアウトカムと最も関連が示されていた。一方，アドヒアランスや健康行動のような行動に関するアウトカム，症状の緩和，生理的指標，QOLのような健康に関するアウトカムとは，有意な関連が示されていない研究も多かったとしている。また，SDMと医療過誤および患者による訴訟企図との関連をレビューした研究では，SDMや意思決定支援の活用が医療過誤訴訟を減らすかどうかについては十分な実証データがなく，明言できないと報告している（Durand, Moulton *et al.*, 2015）。

がん診療におけるSDMとQOLとの関連に関する系統的レビューでは，SDMのアプローチはQOLと正の相関を持つことが弱いながらも示されており，少なくとも悪い影響があるというエビデンスはなかったとしている（Kashaf and McGill, 2015）。

SDMと患者アウトカムとの関係は十分に実証されていないところもあり，どのようなメカニズムで患者のアウトカムに影響を及ぼすのかは引き続き検討が必要である。エルウィンらは，SDMにより協働的審議が常時行われることにより，近位的な効果としては，患者がきちんと情報を得て，意向に基づいた意思決定を行うことにつながり，それは，遠位的な効果としてより安全で，費用対効果が高く，患者に沿った医療につながり，さらに遠隔的な効果として，医療の利用や資源の利用を変え，健康アウトカムの改善につながるとする枠組みを提示している（Elwyn, Frosch and Kobrin, 2016）。SDMによるこうした効果について，個人，チーム，組織，医療システムのそれぞれのレベルで起こりうることをきちんと検証していく必要がある。

5. SDMの推進のための取り組み

1）コミュニケーション教育におけるSDM

患者－医療者間の関係やコミュニケーションの持つ影響に関する研究結果が蓄積されるにつれ，コミュニケーション・スキルは「教育可能」であり，医療者が習得すべき重要な「技術」の1つとして捉えられ，その評価やトレーニングが行われるようになってきた。日本でも，医学教育モデル・コア・カリキュラムにおいて，医師として求められる基本的な資質・能力の中に，コミュニケーション能力が挙げられ，学部教育において医療面接の実習や実技試験が行われている。これは，歯学，薬学，看護学などの他の保健医療専門職の教育においても同様である。

Kalamazoo Consensus statement, SEGUE Framework, Calgary-Cambridge Guideなど，こうしたコミュニケーション教育の文脈で広く用いられてきたモデルにおいても，SDMに必要とされる要素は含まれている（Elwyn, Edwards and Thompson, 2016）。また，特に悪い知らせを伝える場面に焦点を当てたコミュニケーションのモデルであるSPIKES（Baile *et al.*, 2000），日本で開発されたSHARE（藤森・内富，2007）に基づくコミュニケーション・スキル・トレーニングは，がん診療場面において開発され，導入されてきた。日本においても，がん専門医（Fujimori *et al.*, 2014），薬局薬剤師（Hanya *et al.*, 2017）を対象とした悪い知らせを伝える際のコミュニケーション・スキル・トレーニングの効果が報告されている。一方，SDMに特化したものとして，エルウィンらが，意思決定を共有していく上で効果的な

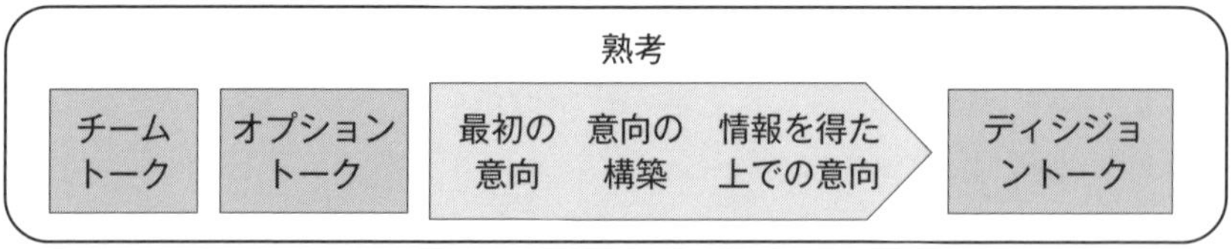

図2 意思決定の共有のための3つのトークモデル

コミュニケーションを学ぶためのモデルとして，３つのトークモデル（図２）を提唱している（Elwyn, Edwards and Thompson，2016；Elwyn *et al*., 2017）。

①チームトーク：いくつかの選択肢があるが，意思決定の責任を患者に押し付けるものではないことを知ってもらう段階。

この段階で主に行うのは，協働関係を作ること，選択肢があることを明確にすること，熟考の必要性を伝えること，患者の反応を確かめサポートを強化すること，患者が意思決定をしたくないといったとしても結論を先延ばしすることである。

②オプショントーク：選択肢についてより詳細な情報を提供する。

ここでは，知識を確認すること，選択肢をリストにすること，選択肢について説明すること，各選択肢の長所短所を明確にすること，意思決定の支援をすること，要点をまとめることが主な要素である。

③ディシジョントーク：焦点を絞り，患者の意向を引き出して統合していく段階。

ここでの中心は，選択肢について要約した後，患者の意向に焦点を当てること，意向を引き出し，統合すること，意思決定へと進むこと，再検討もできることを伝えることである。

こうしたモデルは，SDMの理論的背景に基づいて，必要とされる要素をステップごとに整理しており，忙しい臨床の医療者がSDMを実践していくための流れと重要なスキル，注意点を理解するのに役に立つと考えられる。

一方，SDMの実践を促進するための様々な介入や活動が行われているが，その効果についてのエビデンスは少なく，どのような介入が最もよいかは明らかになっていない。最近のレビューによれば，少なくとも，何も介入しないよりは，医療者を対象とした介入を行うことで精神健康関連QOLがやや向上することが示されているが，身体的健康関連QOLについては有意差が示されていないことが報告されている（Legare *et al.*, 2018）。

2）意思決定支援ツール

介入として最も行われてきたのが，意思決定を支援するためのディシジョンエイド（decision aids）の利用である。ディシジョンエイドは，複数の治療法などがあって，そこから選択するという意思決定の場面において，患者が十分に情報を理解し，何を重視して決めるかをはっきりさせ，その価値観と一致した選択をするのを助けるため，具体的な選択肢について，それぞれのメリット，デメリットなどの情報を提供するものである。欧米ではディシジョンエイドの研究が1990年代から盛んに行われてきた。中でも，オタワ意思決定ガイド（Ottawa Personal Decision Guide）は，特定の疾患に限らず幅広く活用できるよう，治療や検査などの選択肢やメリットとデメリットを空欄にした表として作られている。これは日本語版も作成されている（https://decisionaid.ohri.ca/ decguide.html）。

ディシジョンエイドの使用の効果を検討したレビューでは，通常のケアと比較して，ディシジョンエイドを使用した人は，より知識や情報を得ており，自分の価値観が明確になり，意思決定により積極的な役割を果たし，より正確なリスク認知を持ち，価値観にあった選択をしていたこと，逆に健康アウトカムや満足度への悪影響は見られなかったことが示唆されている（Stacey *et al.*, 2017）。

早期乳がんの治療に関するディシジョンエイドの効果に関する系統的レビューでは，23種類のディシジョンエイドの様々なアウトカムへの影響が検討されており，多くの研究において，意思決定の葛藤の減少，知識や満足度の上昇が示された一方，不安や抑うつについては変化が見られなかったことが報告されている（Nicholas *et al.*, 2016）。

ディシジョンエイドの研究が盛んになるにつれ，その質が問われるようになり，ディシジョンエイドの国際基準IPDAS（International

Patients Decision Aids Standard）も開発されてきた（Joseph-Williams *et al.*, 2014）。欧米では，上記のようなレビューが行われるほど，多くのディシジョンエイドの開発と評価の研究が行われてきたが，日本における取り組みはまだ多くない。意思決定ガイドの国際基準IPDASの日本語版開発（http://ipdas.ohri.ca/using.html），乳がんの手術における意思決定ガイドの効果を検証するランダム化比較試験（Osaka and Nakayama, 2017）など，少しずつ研究は進んでいるが，臨床において意思決定ガイドを活用できる体制はまだ整っているとは言えない。

一方，患者にディシジョンエイドを提供することをもってSDMの実践とする研究も多いが，こうしたツールを診療前に配布するだけで，医療者とのコミュニケーションが大きく変わるとは限らない（Durand, Barr *et al.*, 2015）。ディシジョンエイドの利用を含めたコミュニケーションのプロセス全体としてSDMを評価していく必要がある。

6．がん医療における課題とSDMの可能性

1）がん医療におけるSDMの特徴

がん診療は，早くからSDMの重要性が注目されてきた領域であり，研究の対象疾患とされてきた（中山，2017）。ホイットニーらは，治療の確実性と生命へのリスクの２軸で，臨床における意思決定を４つに分類し，それぞれの状況での患者からの同意のタイプ，意思決定，患者－医療者間の相互作用について整理している（図３）（Whitney, McGuire and McCullough, 2004）。ここでは，リスクが低いため，リスクや他の治療法などについての議論が必ずしも必要なく，その治療について説明し，患者が明示的または暗黙に同意または拒否するという状況ではシンプル・コンセントが適切であるとし，リスクが高く，その治療法の機能，目的，リスクや便益，他の治療法の可能性などを詳細に議論し，患者からの明確な同意を必要とするインフォームド・コンセントから分けている。

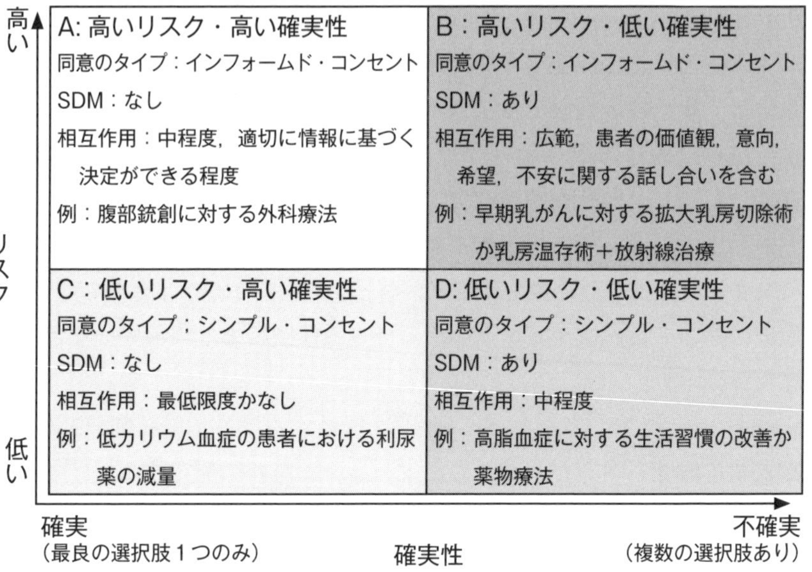

出典：Whitney, McGuire and McCullough（2004）の図より著者訳

図3　4つのタイプの意思決定におけるインフォームド・コンセントとSDMの分布

図3の領域A，Bがシンプル・コンセントではなく，インフォームド・コンセントを要する場面であり，領域B，Dが複数の選択肢があり，SDMを要する場面であるとされる。この分類の仕方は，SDMをどのように定義するかによって議論がありうるが，がん診療においては，図中の例にも挙げられているように，治療の確実性が低く（複数の選択肢があり），生命へのリスクが高いとされるBの領域にしばしば当てはまる状況がある。インフォームド・コンセントとSDMが必要とされる典型的な意思決定場面が多く，SDMの重要性が高い疾患であることは確かだろう。

また，日本における患者－医療者関係の特徴の１つとして，家族の介在があり（Ishikawa and Yamazaki, 2005），がんなど深刻な疾患の場合は特に大きな意味を持つ。近年しだいに変化しつつあるものの，老親との同居，家族を中心とした介護，がん告知のあり方などの伝統的な社会規範は，患者と医療者の関係における家族の持つ役割や影響力に大きく関係してきた。実際，診療場面においても，家族が診察室の中まで患者に付き添い，診察での会話にも積極的に参加する傾向があることが知られている（Ishikawa *et al*., 2005）。SDMにおいても，必ずしも患者本人の意向や意思決定だけではなく，その周囲にある家族を含めた患者にとって重要な他者の影響を含めて議論していく必要がある。自律性に関するこのような考え方は，SDMの文脈でも議論されており，個人の自律（individual autonomy）に対し，関係性的自律（relational autonomy）として，周囲との関係性の中に位置付ける形で患者の自律を理解する考えも提唱されている（Gomez-Virseda, de Maeseneer and Gastmans, 2019）。

2）SDM普及に向けた課題と可能性

米国では，2010年に制定された「患者保護及び医療費負担適正化法（Patient Protection and Affordable Care Act of 2010）」においてSDMとディシジョンエイド開発の推進が言及され，SDMに関する関心は高まってきた。一方で，SDMの臨床での実践においては，時間のなさ，医療者の態度，SDMの必要性や適用可能性についての理解のなさなど，様々な障壁も指摘されている（Elwyn, Scholl *et al*., 2013；Legare and Thompson-Leduc, 2014）。また見過ごされがちではあるが，こうした個人レベルの要因だけでなく，組織レベルの要因として，組織におけるリーダーシップ，文化，資源，優先順位，チーム，ワークフローなど，システムレベルの要因として政策やガイドライン，インセンティブ，保健医療制度の文化，医療者の教育などもSDMの実践に大きな影響を持っている（Scholl *et al*., 2018）。こうした組織，システムレベルの要因についても合わせて検討し，変えていくことがSDMを日常的なケアの中に根付かせていく上で不可欠であろう。近年，テレビなどのマスメディア，インターネットなど，保健医療に関する情報が増大し，その情報源が多様化する中で，自分に必要な情報を収集し正しく活用することのできる力を持っているかどうかが，健康そのものに影響することが危惧されている。これは，健康への関心や理解度，ヘルスリテラシーの低い患者は，必要な情報の入手，理解が十分にできず，治療に関する意思決定への参加や健康状態の管理が悪くなりがちであるためである。SDMは，リテラシーや社会経済的地位の低い患者にとってより恩恵があることが示されている（Durand *et al.*, 2014）。SDMの実践は，自分からは意思決定に向けて積極的に参加しにくい不利な立場にある人々を，意思決定に参加させ，医療者とのコミュニケーションを通じて合意を形成し，納得のいく決定ができるように働きかけることで，こうした健康の不平等の解消にもつながる可能性がある。

参考文献

Baile WF, Buckman R, Lenzi R, Glober G, Beale EA and Kudelka AP（2000）"SPIKES-A Six-step Protocol for Delivering Bad News: Application to the Patient with Cancer," *The Oncologist*. 5（4）：302-311.

Charles C, Gafni A and Whelan T（1999）"Decision-making in the Physician-patient Encounter: Revisiting the Shared Treatment Decision-making Model," *Social Science & Medicine*. 49（5）：651-661.

Durand MA, Barr PJ, Walsh T and Elwyn G（2015）"Incentivizing Shared Decision Making in the USA-Where are We Now?" *Healthcare*（*Amsterdam*）. 3（2）：97-101.

Durand MA, Carpenter L, Dolan H, Bravo P, Mann M, Bunn F *et al.*（2014）"Do Interventions Designed to Support Shared Decision-making Reduce Health Inequalities? A Systematic Review and Meta-analysis," *PLoS One*. 9（4）：e94670.

Durand MA, Moulton B, Cockle E, Mann M and Elwyn G（2015）"Can Shared Decision-making Reduce Medical Malpractice Litigation? A Systematic Review," *BMC Health Services Research*. 15：167.

Elwyn G, Durand MA, Song J, Aarts J, Barr PJ, Berger Z *et al.*（2017）"A Three-talk Model for Shared Decision Making: Multistage Consultation Process," *BMJ*. 359：j4891.

Elwyn G, Edwards A and Thompson R（2016）Shared Decision Making in Health Care: Achieving Evidence-based Patient Choice（Third Edition）. Oxford, United Kingdom: Oxford University Press.

Elwyn G, Frosch DL and Kobrin S（2016）“Implementing Shared Decision-making: Consider All the Consequences,” *Implementation Science*. 11：114.

Elwyn G, Hutchings H, Edwards A, Rapport F, Wensing M, Cheung WY *et al.*（2005）“The OPTION Scale: Measuring the Extent that Clinicians Involve Patients in Decision-making Tasks,” *Health Expectations*. 8（1）：34-42.

Elwyn G, Scholl I, Tietbohl C, Mann M, Edwards AG, Clay C *et al.*（2013）“"Many Miles to Go ...": A Systematic Review of the Implementation of Patient Decision Support Interventions into Routine Clinical Practice,” *BMC Medical Informatics and Decision Making*. 13 Suppl 2：S14.

Elwyn G, Tsulukidze M, Edwards A, Legare F and Newcombe R（2013）“Using a 'talk' Model of Shared Decision Making to Propose an Observation- based Measure: Observer OPTION 5 Item,” *Patient Education and Counseling*. 93（2）：265-271.

Emanuel EJ and Emanuel LL（1992）“Four Models of the Physician-patient Relationship,” *JAMA*. 267（16）：2221-2226.

Ende J, Kazis L, Ash A and Moskowitz MA（1989）“Measuring Patients’ Desire for Autonomy : Decision Making and Information-Seeking Preferences among Medical Patients,” *Journal of General Internal Medicine*. 4（1）：23-30.

Fujimori M, Shirai Y, Asai M, Kubota K, Katsumata N and Uchitomi Y(2014)“Effect of Communication Skills Training Program for Oncologists based on Patient Preferences for Communication When Receiving Bad News: A Randomized Controlled Trial,” *Journal of Clinical Oncology*. 32（20）：2166- 2172.

Gomez-Virseda C, de Maeseneer Y and Gastmans C（2019）“Relational Autonomy: What Does it Mean and How is it Used in End-of-life Care? A Systematic Review of Argument-based Ethics Literature,” BMC Medical Ethics. 20（1）：76.

Hanya M, Kanno Y, Akasaki J, Abe K, Fujisaki K and Kamei H(2017)"Effects of Communication Skill Training (CST) based on SPIKES for Insurance-covered Pharmacy Pharmacists to Interact with Simulated Cancer Patients," *Journal of Pharmaceutical Health Care and Sciences*. 3 : 11.

Ishikawa H, Eto M, Kitamura K and Kiuchi T (2014) "Resident Physicians' Attitudes and Confidence in Communicating with Patients: A Pilot Study at a Japanese University Hospital," *Patient Education and Counseling*. 96 (3) : 361-366.

Ishikawa H, Hashimoto H and Kiuchi T (2013) "The Evolving Concept of' Patient-centeredness' in Patient-physician Communication Research," *Social Science & Medicine*. 96 : 147-153.

Ishikawa H, Roter DL, Yamazaki Y and Takayama T (2005) "Physician-elderly Patient-companion Communication and Roles of Companions in Japanese Geriatric Encounters," *Social Science & Medicine*. 60 (10) : 2307-2320.

Ishikawa H and Yamazaki Y (2005) "How Applicable are Western Models of Patient-physician Relationship in Asia?: Changing Patient-physician Relationship in Contemporary Japan," *International Journal of Japanese Sociology*. 14 (1) : 84-93.

Joseph-Williams N, Newcombe R, Politi M, Durand MA, Sivell S, Stacey D *et al*. (2014) "Toward Minimum Standards for Certifying Patient Decision Aids: A Modified Delphi Consensus Process," *Medical Decision Making*. 34 (6) : 699-710.

Kashaf MS and McGill E (2015) "Does Shared Decision Making in Cancer Treatment Improve Quality of Life? A Systematic Literature Review," *Medical Decision Making*. 35 (8) : 1037-1048.

Kawaguchi T, Azuma K, Yamaguchi T, Soeda H, Sekine Y, Koinuma M *et al*. (2013) "Development and Validation of the Japanese Version of the Decisional Conflict Scale to Investigate the Value of Pharmacists' Information: A Before and After Study," *BMC Medical Informatics and Decision Making*. 13 : 50.

Krupat E, Hiam CM, Fleming MZ and Freeman P (1999) "Patient-centeredness and its Correlates among First Year Medical Students,"

International Journal of Psychiatry in Medicne. 29（3）：347-356.

Krupat E, Rosenkranz SL, Yeager CM, Barnard K, Putnam SM and Inui TS（2000）"The Practice Orientations of Physicians and Patients: The Effect of Doctor-patient Congruence on Satisfaction," *Patient Education and Counseling*. 39（1）：49-59.

Legare F, Adekpedjou R, Stacey D, Turcotte S, Kryworuchko J, Graham ID *et al.*（2018）"Interventions for Increasing the Use of Shared Decision Making by Healthcare Professionals." *The Cochrane Database of Systematic Reviews*. 7：CD006732.

Legare F and Thompson-Leduc P（2014）"Twelve Myths about Shared Decision Making," *Patient Education and Counseling*. 96（3）：281-286.

Makoul G and Clayman ML（2006）"An Integrative Model of Shared Decision Making in Medical Encounters," *Patient Education and Counseling*. 60 (3)：301-312.

Nicholas Z, Butow P, Tesson S and Boyle F（2016）"A Systematic Review of Decision Aids for Patients Making a Decision about Treatment for Early Breast Cancer," *Breast*. 26：31-45.

Nomura K, Ohno M, Fujinuma Y and Ishikawa H（2007）"Patient Autonomy Preferences among Hypertensive Outpatients in a Primary Care Setting in Japan," *Internal Medicine*. 46（17）：1403-1408.

O'Connor AM（1995）"Validation of a Decisional Conflict Scale," *Medical Deciskion Making*. 15（1）：25-30.

Ohki M and Fukuhara S（1995）"Development and Validation of the Autonomy Preference Index for Japanese Subjects," *Japanese Health Psychology*. 3：11-24.

Osaka W and Nakayama K（2017）"Effect of a Decision Aid with Patient Narratives in Reducing Decisional Conflict in Choice for Surgery among Early-stage Breast Cancer Patients: A Three-arm Randomized Controlled Trial," *Patient Education and Counseling*. 100（3）：550-562.

Roter D（2000）"The Enduring and Evolving Nature of the Patient-physician Relationship," *Patient Education and Counseling*. 39（1）：5-15.

Scholl I, LaRussa A, Hahlweg P, Kobrin S and Elwyn G (2018) "Organizational-and system-level Characteristics that Influence Implementation of Shared Decision-making and Strategies to Address Them – A Scoping Review." *Implementation Science*. 13 (1) : 40.

Shay LA and Lafata JE (2015) "Where is the Evidence? A Systematic Review of Shared Decision Making and Patient Outcomes," *Medical Decision Making*. 35 (1) : 114-131.

Stacey D, Legare F, Lewis K, Barry MJ, Bennett CL, Eden KB *et al.* (2017) "Decision Aids for People Facing Health Treatment or Screening Decisions," *The Cochrane Database of Systematic Reviews*. 4 : CD001431.

Stewart M, Brown JB, Weston WW, McWhinney IR, McWilliam CL and Freeman TR (2013) *Patient- centered Medicine: Transforming the Clinical Method* (Third edition) . Oxford, UK: CRC Press.

Whitney SN, McGuire AL and McCullough LB (2004) "A Typology of Shared Decision Making, Informed Consent, and Simple Consent," *Annals of Internal Medicine*. 140 (1) : 54-59.

進藤雄三（1990）『医療の社会学』世界思想社

中山健夫（2017）『これから始める！シェアード・ディシジョンメイキング：新しい医療のコミュニケーション』日本医事新報社

藤森麻衣子，内富庸介（2007）『がん医療におけるコミュニケーション・スキル：悪い知らせをどう伝えるか』医学書院

山崎喜比古（1998）「健康の社会学の現段階」『社会学評論』49（3）：407-425

–第８章–

ヘルスコミュニケーション学の新たな展開

—進化生物学的視点によるがん対策への示唆—

奥原 剛[1]　木内 貴弘[2]

1）東京大学大学院医学系研究科医療コミュニケーション学分野 准教授
2）東京大学大学院医学系研究科医療コミュニケーション学分野 教授

一度ダーウィニズムというウイルスがあなたの心のソフトウェアに侵入したら，取り除くのは簡単ではありません。そのウイルスは，最終的にはあなたの世界観を変えてしまうのです。

——進化発達心理学者 ブルース・エリス

１．背景

改正がん対策基本法では，国民の責務として「がんの原因となるおそれのある感染症等がんに関する正しい知識」を持つこと（第六条）や，がん検診の普及啓発に加え，「がんの原因となるおそれのある感染症並びに性別，年齢等に係る特定のがん及びその予防等に関する啓発及び知識の普及」等のがん予防の推進（第十三条）が示されている。これらの推進には国や地方公共団体等のがん医療従事者から国民へ向けたコミュニケーションの改善が必要である。

疾病の予防・早期発見を促すコミュニケーションの研究・実践では，これまでヘルスビリーフモデル，計画的行動理論，社会的認知理論，トランスセオレティカルモデルなどの行動変容理論及びモデルが用いられてきた。これらの理論やモデルが示してきた信念，態度，代理体験，自己効力感，変容ステージといった心理社会的変数は，人の行動変容を説明する重要な手掛かりを提供してきた。しかし，人は移り気で，衝動的で，時に自己破壊的である。行動変容理論・モデルを用いた研究・実践は，現状ではベストチョイスではあるものの，介入の効果は期待されてきたほど大きくはない（Resnicow and Vaughan，2006）。

行動変容や意思決定の支援において，近年は行動経済学のナッジ理論を用いたヘルスコミュニケーションが注目されている。行動経済学は，伝統的な経済学が前提としてきた合理的人間モデルの限界を補い，人がヒューリスティックやバイアスに基づいて不合理な意思決定を下すことを示し，人の意思決定に対する理解を前進させた。しかし，行動経済学は，なぜ人の意思決定が不合理なのかの理由を説明する統一的な理論を示していない（ケンリック・グリスケヴィシウス，2015a）。これは，認知バイアスと説得的コミュニケーションの研究において中心的役割を担ってきた社会心理学においても同様である。つまり，社会心理学や行動経済学では，人の意思決定の根底にある要因についての説明がないのである。

筆者らの専門は，患者・市民のより良い意思決定のためにコミュニケーションで「何を」「どう」伝えるかに関する研究と実践である。コミュニケーションを研究することは，なぜ私たちが日々，他者や環境との相互作用の中で喜怒哀楽の狭間を揺れ動き生きているのかを考えることであろう。そう考える筆者らの関心は，人を動かす根底の要因に向く。人を動かす根底の要因を紐解く可能性を持つのが，進化生物学的な視点である。

ここでいう進化生物学的視点とは，人の生理機能や心や行動が，生存と繁殖上の問題を解決するよう自然淘汰を経てデザインされてきたという見方である。欧米では1990年代より進化生物学的視点に基づく進化医学，進化心理学，進化経済学などが新たな学問分野として確立されてきた。近年，パブリックヘルスにおいても進化生物学的な視点の導入が提唱されている。有力な英文雑誌に掲載された論文を挙げると，“Evolutionary Health Promotion”（*Preventive Medicine*）（Eaton *et al*., 2002），“Health Behavior: A Darwinian Reconceptualization”（*American Journal of Preventive Medicine*）（Graham and Martin, 2012），2017年には*Lancet*で“Evolutionary public health”のシリーズが組まれた（Wells *et al*., 2017；Jasienska *et al*., 2017；Rook *et al*., 2017）。本稿では，主に進化心理学分野の研究をふまえ，進化生物学的視点を採用したヘルスコミュニケーション研究・実践の可能性を考察する。前半で意思決定の究極要因及び「心のモジュール理論」と「認知機能の二重過程理論」をふまえ問題提起をし，後半では改正がん対策基本法で示されているがんの予防・早期発見の推進に対する示唆を記す。

2．意思決定と行動の究極要因

意思決定や行動変容の研究は重大な制約に阻まれてきたと言える。人が動物界の一部として進化してきたことに注意を払わなかったためである。人の意思決定と行動を理解するには，私たちが日々の中で下す様々な選択を進化上の意味と結び付けて考えるとよい。時間とともに生存と繁殖に有利な形質を誰もが身につけるようになることを，生物学で「適応が生じた」と呼ぶ。生物学者は，人を含むすべての動物の脳が，生存と繁殖の成功度（生物学でいう適応度）を最大にするようデザインされてきたと考える（Cosmides and Tooby, 1994a；長谷川・長谷川, 2000）。

動物行動学の祖の一人としてノーベル医学・生理学賞を受賞したニコ・ティンバーゲンによると，人を含む動物の行動には至近要因と究極要因がある（Tinbergen，1963；Alcock，2013）。菓子店の甘い香りに誘われて濃厚なブラウニーを買ったとする。その理由を聞かれると「お腹がすいていたから」などと答えるだろう。このように行動のきっかけとなる理由が至近要因である。一方，生存と繁殖の成功度を最大化する機能的な行動の理由を「究極要因」という。濃厚なブラウニーを買うという行動の究極要因は，栄養豊富な食べ物が乏しかった祖先の時代には，糖質と脂質の豊富な食べ物を好むことが生存に必要だったからである。これまでの研究のほとんどが，人の意思決定や行動を至近要因で説明してきた（Kenrick *et al.*，2010）。経済学でいう効用や，行動変容理論・モデルにおける認知された脆弱性・重大性・利益・障害，自己効力感，行動コントロール感，信念，態度，意思決定バランスなども至近要因である。しかし，至近要因は人の行動の理由の一部に過ぎない。人の意思決定に対する理解をさらに深めるには，究極要因にも着目する必要がある（Griskevicius and Kenrick，2013）。

行動経済学への注目により広く知られるようになった認知バイアスの一つに損失回避がある（Kahneman and Tversky，1979）。人が利益よりも損失を強く意識する傾向のことである。それでは，なぜ人には損失回避性があるのか。至近要因に着目するだけではその理由は見えないが，究極要因を考えると答えを推察できる。人類はその歴史のほとんどの時代を生存の極限状態で生きてきた。餓死のリスクの高い環境では，食料が余分にあることはただの喜ばしい状態だが，食料の不足は死を意味する。損失を回避する傾向が生存確率を高めるということが，損失回避性の根底にある要因，究極要因であると考えられる（ケンリック，2014）。進化生物学的視点で見ると，損失回避性は，行動経済学者の言うような意思決定の不合理性ではなく，むしろ生存と繁殖の成功度を最大化するために人の認知システムに備わった「深い合理性」であると言える（Kenrick *et al.*，2009）。

3．文脈が意思決定に影響を与える

それでは，損失回避性は，すべての人があらゆる状況で経験する認知バイアスなのだろうか。進化心理学者による意思決定の研究によると，研究参加者にロマンチックな短いストーリー（素敵な異性と出会いキスをする）を読んでもらった後で意思決定課題に回答してもらうと，男性では損失回避が逆転し，リスクテイキングな傾向を示した（Li *et al.*, 2012）。この理由も至近要因に着目するだけでは見えないので，究極要因から考えてみる。一回の繁殖が終わってから次の繁殖にとりかかれるまでの最短時間を「潜在的繁殖速度」と言う。この速度は，人を含む多くの動物で，雌よりも雄の方が速い。雌と雄の数が同じであれば，雄の個体が余るため，雄の間で雌の獲得をめぐる競争が生じる。雌をめぐって競争する雄にとって，慎重に損失を回避するよりも，リスクを冒し闘い勝つことが必要となる。それゆえ，ロマンチックな心理状態の研究参加者で，損失回避性が逆転し，リスクテイキングな意思決定が見られたと考えられる。この研究が示すように，提示された文脈によって損失回避が逆転するということは，つまり損失回避性は領域一般的（domain general）な認知バイアスなのではなく，領域固有的（domain specific）な認知バイアスである可能性がある（Li *et al.*, 2012）。

ナッジ理論の一つに数えられる社会的証明の効果をとりあげた研究もある。社会的証明の効果とは，ほかの多くの人々の考えや行動を正しいと感じ，それに影響を受け意思決定するという効果である（例：「あなたがお住いの地域では５人のうち４人がこの健康づくりプログラムに参加しています」）。しかし，研究によると，恐怖を感じさせる短いストーリーを読んだ研究参加者では社会的証明の効果が働くが，ロマンチックなストーリーを読んだ研究参加者では社会的証明の効果は働かず，希少性の効果（希少な対象に価値を感じる）が働く（Griskevicius *et al.*, 2009）。その理由を究極要因で考えると，恐怖を感じると人の群れにまぎれ込み身を守ることが賢明な意思決定であるため，社会的証明の効果が働いたと考えられる。一方で，ロマンチックな心理状態だと競争相手を減らし自分を目立たせることが賢明な意思決定であるため，希少性の効果が働いたと考えられる。ナッジ理論として知られる社会的証明の効果も，領域一般的な効果ではなく，領域固有的な効果であるようだ(Griskevicius *et al.*，2009)。

これらの研究は，「生存と繁殖の成功度の最大化という究極要因レベルの欲求を刺激する文脈（例：ロマンチックなストーリーや恐怖を感じさせるストーリー）を提示すると，その文脈が意思決定に影響を与える」ことを示している。また，ヘルスコミュニケーションの研究と実践において，理論やモデルを表層的に採用するのではなく，人を動かす究極要因に着目することが重要であることを示しているとも言えよう。

4．心のモジュール理論

文脈が意思決定に影響を与える機序については，心のモジュール理論で説明される。心のモジュール理論は認知心理学，神経心理学，進化心理学等で採用されている理論である。心のモジュール理論はジェリー･フォーダーの著書『精神のモジュール形式―人工知能と心の哲学』（フォーダー，1985）で知られるようになった。

心のモジュール理論は，英語圏ではModularity in mindやModular hypothesisと呼ばれ，本邦では「心のモジュール性」や「心のモジュール説」と訳される（中尾 2009a；2009b)。ただし，Moduleの定義は多様であり，Domain specificity（領域固有性）と呼ばれることも多い（Barrett，2018)。心のモジュール理論は，心とは脳のふるまいであり，脳の機能は情報処理であると仮定する。そして，特定の機能に特化した情報処理メカニズムをモジュールと呼ぶ。モジュールは，生存と繁殖上の問題を解決するよう自然淘汰を通じ形成されてきたと考えられる。進化心理学者のコスミデスとトゥービーは，心のモジュール性をスイスアーミーナイフに例えている（Cosmides and Tooby，1994b)。

スイスアーミーナイフが，ナイフやペンチや栓抜きなど機能特化した工具から構成されているように，人の心もそれぞれ特定の機能を持つモジュールから構成され，それぞれが異なる問題を解決する。また近年は，スマートフォンのアプリケーションにも例えられる（クルツバン，2014）。スマートフォンで使う乗り換え検索アプリは乗り換え検索機能だけ，地図アプリは地図の使用だけという具合に，各アプリは各機能に特化しており，機能特化した多様なアプリをそろえることにより，スマートフォンは各種のニーズに対応可能なデバイスとなる。これと同様に，人の脳も機能特化した多種多様なアプリケーション（モジュール）の集合であると考えられる。

人の心や行動は，各種モジュールのスイッチがオンになったり，オフになったりする結果である（ミンスキー，2010；クルツバン，2014）。例えば，恋人同士が街角で抱擁している時は，繁殖のための恋愛感情にかかわるモジュール群のスイッチがオンになっており，生存のために必要な恐怖や脅威などにかかわるモジュール群のスイッチはオフになっている。ところがそこに，ギャングの集団が奇声を上げて通りかかると，恋愛感情にかかわるモジュール群のスイッチは瞬時にオフになり，恐怖

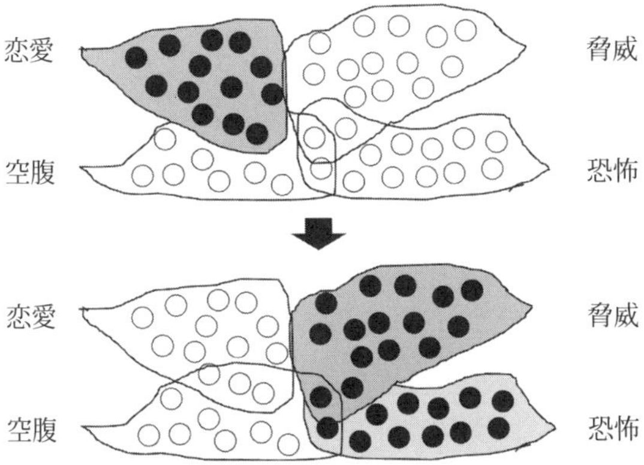

マーヴィン・ミンスキー著，竹村洋一訳（2009）
『ミンスキー博士の脳の探検―常識・感情・自己とは―』共立出版を参考に著者作成

図1 モジュール・スイッチのオンとオフ

や脅威のモジュール群のスイッチがオンになる（図１）。

前出の損失回避の研究では，ロマンチックなストーリーという文脈を与えられ，繁殖にかかわるモジュール群のスイッチがオンになったと説明できる（Li *et al.*, 2012）。また，前出の社会的証明の効果の研究では，恐怖を感じさせるストーリーという文脈を与えられると，生存のための自己防衛にかかわるモジュール群のスイッチがオンになり，ロマンチックなストーリーという文脈を与えられると，繁殖にかかわるモジュール群のスイッチがオンになったと説明できる（Griskevicius *et al.*, 2009）。心のモジュール理論によると，人の脳は，文脈や状況との相互作用による各種モジュールのスイッチのオン・オフによって，連綿と異なる心の状態や行動を生み出しているのである。人のこのような在り方は，デカルトの「我思う，ゆえに我あり」よりも，西田幾多郎の「物来たりて我を照らす」に近いと言えるかもしれない。

哲学者のダニエル・デネットは，認知科学者ダグラス・ホフスタッターの言葉を紹介しつつ，人のこのような脳のふるまいを「アナバチ性」と呼んでいる（Dennett, 2015）。アナバチは巣穴を掘ると飛び立ってコオロギを見つけ，毒針で刺して麻痺させる。そしてコオロギを持って巣穴に帰り，巣穴の前にコオロギを置く。次に，自分だけ巣穴に入り，巣穴が安全であることを確認すると，外に出てコオロギを巣穴の中に引きずり込み，巣穴の中に産卵する。最後にアナバチは巣穴の入口をふさいで飛び立つ。生まれた子はコオロギを食べて成長する。こうしたアナバチの行動は複雑で神秘的にさえ見える。ところが，アナバチが巣穴の安全を確認している間に，研究者がコオロギを巣穴から数センチ離す。すると，巣穴から出てきたアナバチは，コオロギを巣穴に入れればよいのに，そうしない。コオロギを巣穴の入口に引き戻し，再び巣穴に入って安全を点検する。研究者が何度コオロギを巣穴から離しても，アナバチはコオロギを巣穴の入口に置いて中を点検するところからやり直す。つまり，アナバチの複雑に見える一連の行動は，特定の機能のモジュールが刺激に反応しているだけなのである。人の心や行動も，そのいくぶんかは，アナバチと同様に，文脈や状況に対する各種モジュールの単純な反応であると考えられる。

5．究極要因レベルの欲求

表１はこれまでに論じられてきた認知モジュールの例である。例えば，恐怖モジュールは危険を察知し自己防衛し生存する機能を担う。育児モジュールは，子が繁殖能力を持つまで養育する機能を担う。表１の各種モジュールは，人が生存，繁殖及びそれに関連する社会的協力・競争を行う上で必須の機能を担っている。

人が生存と繁殖の確率を高めるには，社会的協力・競争が不可欠である。人の究極要因レベルの欲求は，生存と繁殖及びそれに関連する社会的協力・競争の欲求である（Kenrick *et al.*，2010；Graham and Martin，2012；Griskevicius and Kenrick，2013）。進化心理学者のケンリックらは，人の適応上のニーズをふまえた欲求の階層モデルと，各欲求に対応するモジュール群の下位自己（sub-selves）を提唱し

表１　心理学の文献で論じられてきた認知モジュールの例

顔貌認識モジュール	直感的数値モジュール
心の理論モジュール	通俗物理学モジュール
社会的交換モジュール	道具使用モジュール
感情知覚モジュール	通俗生物学モジュール
社会的推論モジュール	血縁指向動機づけモジュール
友情モジュール	育児モジュール
恐怖モジュール	努力分配・再調整モジュール
空間的関係モジュール	意味推論モジュール
固形物メカニズムモジュール	文法獲得モジュール
予知的動作モジュール	実用的コミュニケーションモジュール
生体力学的動作モジュール	

キース・E・スタノヴィッチ著；椋田直子訳（2008）
『心は遺伝子の論理で決まるのか：二重過程モデルでみるヒトの合理性』みすず書房，p60
より転載

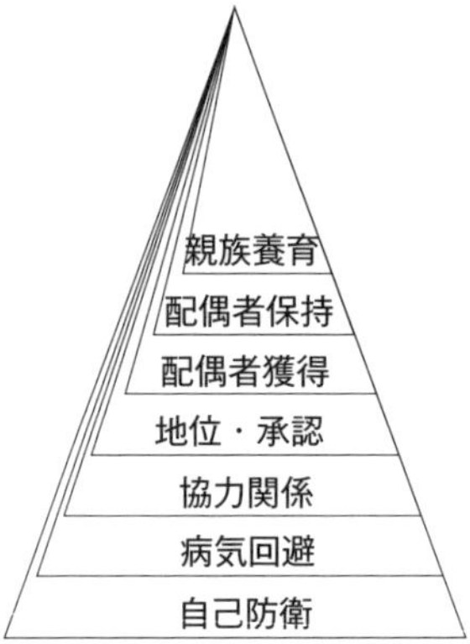

Douglas T. Kenrick *et al.* (2010)
Perspect Psychol Sci. 5(3),292-314
をもとに筆者作成

図2 欲求の階層モデル

ている（図2）（Kenrick *et al.*, 2010；Kenrick and Griskevicius, 2013）。そのモデルによると，人の中心的欲求は，生存と繁殖の成功度を最大化するために，自己防衛，病気回避，協力，地位獲得，配偶者獲得，配偶者保持，親族養育の階層を遷移する。そして，それぞれの中心的欲求に対応するモジュール群である下位自己がある。

人の意思決定の運転席に座ることができるのは1つの下位自己である。どの下位自己が意思決定の運転席にいるかが，その人のその時の意思を決定する。前出の例で言えば，恋人と街角で抱擁している時は配偶者獲得の欲求に対応するモジュール群の下位自己が意思決定の運転席に座っているが，そこにギャングが通りかかると，瞬時に自己防衛の欲求に対応するモジュール群の下位自己が運転席に座る。このように，文脈や状況との相互作用により各種モジュールのスイッチのオン・オフが切り替わり，その時々の異なる欲求に対応する下位自己が意思決定を下す。

6. 二重過程理論

以上のように，心のモジュール理論によると，人の意思決定は，生存，繁殖及びそれに関連する社会的協力・競争に必要な機能を担う脳内のモジュールの作動の結果であると考えられる。それでは，こうした心のモジュール性をふまえ，がんの予防や早期発見を促すコミュニケーションで，「何を」「どう」伝えると，対象者のより良い意思決定を支援できるだろうか。この点を検討するために，認知機能の二重過程理論をふまえコミュニケーションについて考える。

認知機能の二重過程理論（dual-process theories）を支持する研究者の専門分野は，認知心理学，社会心理学，神経心理学，臨床心理学，意思決定研究など多岐にわたる（Evans and Stanovich, 2013）。二重過程理論によると，人は，機能を異にし，長所と短所を異にする，２つの認知システムを持つ。進化的に古く様々な生物に備わっていて，反射的（reflexive）で迅速・自動的・強制的に作動するモジュール群からなる「反応システムセット」と，進化的に新しく人に固有で，内省的（reflective）で作動の遅いモジュール群からなる「分析システムセット」である。

行動経済学のように，２つの認知システムをそれぞれシステム１とシステム２と呼ぶこともある。二重過程理論の解説の中には，システム１とシステム２のそれぞれの背後にホムンクルス（小人）の意思決定者を仮定していると見受けられる場合がある。しかし，脳内に意思決定者のホムンクルスを仮定すると，そのホムンクルスの意思を決定しているさらに小さなホムンクルス……というホムンクルスの誤謬に陥る（図３）。また，システム１，システム２それぞれを制御するホムンクルスを仮定するならば，前述の研究の例（Li *et al.*, 2012）のように，文脈によって損失回避が逆転することを説明できない。損失回避はシステム１によって生じると考えられているからである。

本稿では，それぞれのシステムが無数のモジュール群から構成されていると考える。システム１，システム２という呼称は英語でも単数形で表記されている。エヴァンスとスタノヴィッチは，単数形の呼称では各システムがモジュール群から構成されることを示せないと指摘し，システム１をThe Autonomous Set of Systems，略してTASSと呼んでいる（Evans and Stanovich, 2013）。本稿はこれにならい，２つの

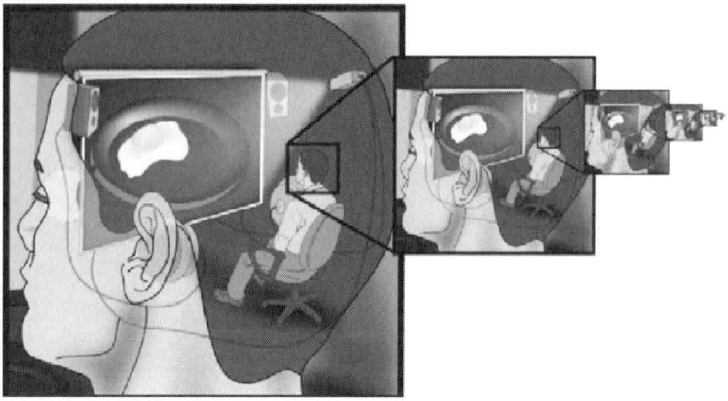

Infinite regress of homunculus. Homunculus fallacy. Original work: Jennifer Garcia.
Derivative work:User:Pbroks13.
Derivative work of derivative work: User:Was a bee. (CC BY-SA 2.5)

図3　ホムンクルスの誤謬

システムをそれぞれ反応システムセット，分析システムセットと呼ぶ。

反応システムセットは，認知科学で論じられてきたモジュール性やヒューリスティック処理の概念を合わせたものと言える（スタノヴィッチ，2008a）。反応システムセットは，前出の表1で挙げたようなモジュールから構成され，刺激に反応してオンになり，強制的に進行し，その反応における個人差は小さい。例えば，人は他者の怒りの表情が瞬時にわかり，自己防衛にかかわるモジュール群が作動しアドレナリンが放出され，血圧と心拍が急上昇するなどである。一方の分析システムセットは，心理学の制御プロセスの特徴を合わせたもので，意識的な問題解決等において実行される。その実行は，ワーキングメモリーや知能検査の結果と関連し，個人差がある（スタノヴィッチ，2008a）。

7．反応システムセットの意思決定への影響力

分析システムセットより，反応システムセットの方が，意思決定への影響力が大きいと言われる（スタノヴィッチ，2008a）。例えば，認知心理学，行動経済学の分野でよく知られているリンダ問題は，次のよう

な問いである（Tversky and Kahneman, 1983）。

リンダは31歳，独身，率直な性格で，とても聡明である。大学では哲学を専攻した。学生時代には，差別や社会正義といった問題に深く関心を持ち，反核デモにも参加した。どちらの可能性がより高いか？

Ａ：リンダは銀行員である。

Ｂ：リンダは銀行員で，フェミニスト運動に参加している。

正解はＡだが，回答者のほぼ90％がＢと誤答する。反応システムセットが代表制ヒューリスティクスに反応して回答するからである。分析システムセットが作動すれば正答できるにもかかわらず，反応システムセットが優位に作動し判断を下す例である。

無意識な態度を測定すると考えられる潜在連合テストを用いた社会心理学の研究は，反応システムセットが持つ偏見や差別を，分析システムセットが修正することの難しさを示している。自己報告式の質問紙調査で人種に関して平等主義であると回答する人でも，潜在連合テストの結果では白人よりも黒人と悪を結び付けるといった無意識的な白人への選好が見られ，そのスコアは実際の差別的な意思決定や行動と中程度に相関する（バナージ・グリーンワルド，2015a）。例えば，緊急治療室の研修医は，同じ心疾患の症状を示す黒人または白人の患者に対し，血栓溶解治療という最適な治療の選択を，黒人患者よりも白人患者に多く行うなどである（Green *et al*., 2007）。また，教育水準が高いほど自己報告の人種差別感情は弱いが，潜在連合テストで測定される無意識的な差別感情は教育水準で違いがない（バナージ・グリーンワルド，2015b）。こうした研究は，反応システムセットの出力を分析システムセットが修正することの難しさを示している。

反応システムセットの作動は“弾道的”と言われ，引き金が引かれると動き続ける（スタノヴィッチ，2008a）。例えば，人は口の中の唾液を飲み込むことはできるが，コップに溜めた自分の唾液を飲み込むのはためらう（デネット，1998）。分析システムセットが「自分の唾液だ」と反応システムセットの忌避反応を制御しようとしても，忌避の弾丸は止まらない。

図4は，子宮頸がん予防ワクチンに関するインターネット上の情報を内容分析した筆者らの研究結果である（Okuhara *et al.*，2017a）。子宮頸がん予防ワクチンの推奨者は，主に子宮頸がんの原因（例：ウイルスの感染）やワクチンの効果（例：異形成を90％以上予防）などを伝えていた。これに対し，ワクチン反対者は，主に副反応に苦しむ少女の描写やワクチンの毒性（例：不妊になる）などを，写真やストーリーを用いて伝えていた。こうした反対者のメッセージは受け手にとって生存と繁殖を脅かす内容であり，反応システムセットの自己防衛や親族養育の欲求にかかわるモジュール群のスイッチをオンにすると考えられる。一方で，ワクチン推奨者が主に伝えている病気の原因やワクチンの効果や安全性は，データを使った解説的な内容である。統計情報で用いられる確率は人の進化史上で新しい表現であり（Cosmides and Tooby, 1996），統計情報を使ったワクチン推奨者の情報は，分析システムセッ

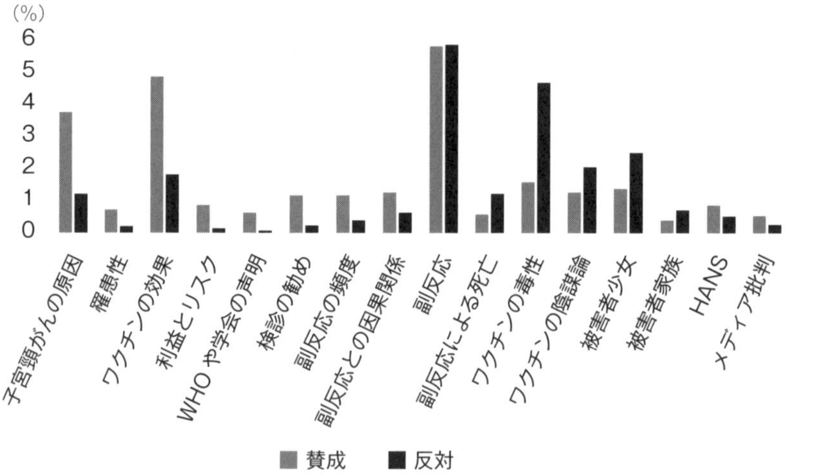

Okuhara T *et al.*（2017）Patient Educ Couns. 101, 406-413 をもとに筆者作成

図4 子宮頸がん予防ワクチンに関するインターネット上の情報

トが処理をすると考えられる。しかし，前述のように，分析システムセットの処理には個人差があり，すべての人がデータを用いた解説的なメッセージを処理して，ワクチンの効果や安全性，重要性を理解するわけではない。前述の唾液の例と同様に，たとえワクチンの効果と安全性に関する情報が受け手の分析的システムセットに入力されても，反応システムセットが出力したワクチン忌避は容易に消去されないと考えられる。こうしたメッセージ内容の偏りは，インターネット上のがん検診推奨派と反対派の情報の内容分析においても確認されている（Okuhara *et al.*，2017b）。

8．ヘルスコミュニケーションで「何を」「どう」伝えるか

以上から，ヘルスコミュニケーションで対象者のより良い意思決定を支援する上で，反応システムセットをターゲットにメッセージを作成し発信することの重要性がうかがえる。反応システムセットをターゲットに，「何を」「どう」伝えるかについて，筆者らは次のように考える。

何を：生存と繁殖及びそれに関連する社会的協力・競争の欲求にかかわるモジュール群のスイッチを入れる内容を
どう：人の進化史をふまえた理解しやすい表現で伝える

「何を」から説明する。前述の通り，人をはじめとする動物の脳は，資源をより多く獲得し，子孫をより多く，確実に残すためにデザインされている。しかし，獲得できる資源も，生涯に利用できる時間も有限である。したがって，人は，生存と繁殖の成功度を最大化するために，生涯にわたり資源を適切に配分する。生活史理論は，人の一生にわたる変化を資源配分の戦略の視点から説明する（Del Giudice，Gangestad and Kaplan，2016）。生活史理論によると，ほかの動物と同様に，人

の生活史は３つの段階に分類される。それぞれの段階で，身体的努力，配偶努力，育児努力のうちの１つが優勢になる。ライフステージの段階に対応する特定の下位自己が，他の下位自己より優先して意思決定を下すのである。前述の図２が示すように，ライフステージの初期は自己防衛と病気回避の欲求が中心的である。次のライフステージでは協力や地位獲得や配偶者獲得の欲求が中心的になる。さらに次のライフステージでは配偶者保持と親族養育の下位自己が優先的に意思決定を下す。この生活史理論とケンリックらの欲求階層モデル（図２）をふまえると，安全で衛生的な現代の日本で暮らす現代の成人にとって，平時は病気回避の欲求は満たされていると考えられる。つまり，平時は病気回避にかかわるモジュール群の下位自己は意思決定の運転席に座っていない。にもかかわらず，上記の子宮頸がん予防ワクチンの推奨情報のように，医療従事者の発信する情報は病気回避の欲求に訴え（例：「病気を予防するために○○しましょう」），しかも分析システムセットに訴える内容であることが多い。この点は，前述の通り，行動変容理論・モデルを用いた介入効果が多くの先行研究で限定的である（Resnicow and Vaughan，2006）理由の１つかもしれない。

筆者らが思春期女子を持つ母親を対象に行ったランダム化比較研究では，子宮頸がん予防ワクチンの安全性と効果についての統計情報を伝えるメッセージ（分析システムに訴えると考えられる）を読んでから接種意図を回答するグループより，子宮頸がんで妊娠をあきらめた女性の体験談（反応システムに訴えると考えられる）を統計情報に加えたメッセージを読んでから回答するグループの方が，接種意図が高かった（Okuhara *et al.*，2018）。前述のように統計情報は，分析システムセットが処理をすると考えられる。一方，反応システムセットは，体験談などのナラティブに反応する傾向がある（Stanovich，2003）。この研究結果は，統計情報を用いワクチンの効果や安全性を伝え，受け手の分析システムに訴えてワクチン忌避を消去しようとするよりも，体験談などを用い反応システムセット内の親族養育の欲求にかかわるモジュール群のスイッチを入れるメッセージの方が，接種意図を高めたと解釈できる。

次に「どう」伝えるかについて説明する。現代の私たちの脳は，祖先が暮らした環境に適応するよう設計された石器時代の脳である（ケンリック・グリスケヴィシウス，2015b）。人の数値情報の理解の仕方も数十万年の進化を通じて形成されたものだ（Cosmides and Tooby, 1996）。その長きにわたり人が現実世界で扱ってきた数値情報は自然頻度である（例：５回に１回）（Gigerenzer and Hoffrage, 1995）。それに対し，相対頻度（例：20％）や確率（例：0.20）は，自然頻度から一部の情報を捨象し変換した数値であり，人の進化史上では新しい表現である（Brase, Cosmides and Tooby, 1998）。したがって，自然頻度は確率や相対頻度よりも理解しやすく，より良い意思決定をもたらす（Brase, 2002；Gigerenzer and Edwards, 2003；Gigerenzer *et al.*, 2007）。

また，人はその進化史上の99％の期間を，100人以下の小集団で過ごしてきた（Dunbar, 1993）。この集団サイズは現代の狩猟採集社会や化石記録からも言える（Dunbar, 1993）。したがって，人は100を超える人数を数えることはまれであった。数百，千，万，百万，千万，億といった数値は，人の進化史上で最近になって登場した数値であり，適切に対処しにくい（Brase, 2002）。それに対し，人は100以下の数値には対処しやすい。このことを示す意思決定研究者Wangによる研究を紹介する。行動経済学で知られるフレーミング効果を示す問題は，次のように問う。

ＡとＢのどちらの政策を選択するか。

Ａ：実行すれば200人が助かる。
Ｂ：実行すれば３分の１の確率で600人が助かり，３分の２の確率で１人も助からない。

このように利得フレームで提示されると，確実性の高いAを選ぶ回答者が多い。その一方で，

A：実行すれば400人が死ぬ。

B：実行すれば3分の1の確率で1人も死なず，3分の2の確率で600人が死ぬ。

このように損失フレームで提示されると，確実性の高いAを選ぶ人は少ない。利得フレーム，損失フレームの違いが意思決定に影響を与えるフレーミング効果の例である。このフレーミング効果の理由は，反応システムセットによる損失回避が働くからである。

ところが，Wangの研究によると，選択肢AとBの人数を20人，60人，40人，及び，2人，4人，6人に置き換えて同じ質問をすると，利得フレームと損失フレームの間でAを選ぶ人の割合の差はなくなり，フレーミング効果が消失する（Wang，1996a；1996b）。つまり，この結果は，人が進化史上で対処してきた数量規模内の数値であれば，人は反応システムセットのヒューリスティック処理の影響を受けにくくなり，必要に応じ分析システムセットを用いてより良い意思決定を行える可能性を示唆している。ヘルスコミュニケーションにおいても，原始人にわかるように情報を伝えることが重要であると考えられる。

9．がん対策への示唆

本稿のここまでの議論を整理すると次のようになる。

・人の意思決定や行動の究極要因を考えることが重要である。

・心のモジュール理論とその関連研究をふまえると，人の究極要因レベルの欲求（生存と繁殖及びそれに関連する社会的協力・競争）を刺激する文脈が意思決定に影響を与える。

・認知機能の二重過程理論とその関連研究をふまえると，分析システムセットより，反応システムセットの方が，意思決定への影響力が大きい。
・情報提供の表現方法については人の進化史をふまえる必要がある。

以上から，改正がん対策基本法で示されているがん予防と早期発見の啓発において，対象者の反応システムセットをターゲットに，生存と繁殖及びそれに関連する社会的協力・競争の欲求にかかわるモジュール群のスイッチを入れる内容を，人の進化史をふまえた理解しやすい表現で伝えることが重要であると考えられる。

これまで，ヘルスコミュニケーションでは，対象者を属性や信念でグループに分け，それぞれの属性や信念に合わせカスタマイズしたメッセージを送る介入が推奨されてきた。行動変容理論・モデルを用いた介入やテイラードメッセージ介入（Noar, Harrington, and Aldrich, 2009）がそうであるし，ソーシャルマーケティング（Grier and Bryant, 2005）も同様の手法をとる。こうしたテイラードメッセージ介入は小さいながらも介入効果を示している（Noar, Benac, and Harris, 2007；Lustria *et al.*, 2013；Huang and Shen, 2016）。

しかし，人の意思決定が文脈で変わるのであれば，たとえ属性や信念に合わせカスタマイズされたメッセージを用いても，対象者がそのメッセージを受け取る前にたまたま接したテレビやインターネットや他者からの情報や，対象者のその時の心理状態によって，メッセージの効果が変わる可能性が考えられる。前出の社会的証明の効果に関する研究の著者らは，テレビCMの効果は視聴者がそのCMの直前に観たテレビのシーンの影響を受ける可能性があると考察している（Griskevicius *et al.*, 2009）。ヘルスメッセージも同様の可能性があるかもしれない。その一方で，人の意思決定や行動が文脈の影響を受けるのであれば，対象者の属性や信念に合わせたテイラードメッセージにより説得効果を上げ，さらにそのメッセージの中によりよい意思決定を促す文脈を含めることによって，メッセージの効果をさらに高めることができるかもしれない。

子宮頸がん検診や子宮頸がん予防ワクチンの勧奨を例にすると，生存と繁殖に関連する欲求として，思春期女子とその保護者は，配偶者獲得と出産，その後の親族養育の欲求を抱いていると考えられる（例：「いつか愛する人と結婚し子供を授かりたい」「娘に幸せな家庭を築いてもらいたい」)。前出のワクチン反対者のメッセージが，ワクチンの毒性による不妊のリスクを訴え，受け手の親族養育の欲求を直接的に刺激する内容であったことに注目されたい。ワクチン推奨や検診受診勧奨メッセージも，受け手の「将来の結婚と出産」，つまり配偶者獲得や親族養育の欲求に訴え，その欲求に関連する反応システムセット内のモジュール群のスイッチを入れることにより，介入効果を高められるかもしれない。つまり，思春期女子が「いつか愛する人と結婚し子供を授かりたい」，保護者が「娘に幸せな家庭を築いてもらいたい」と思うようなメッセージを送り，反応システムセット内の配偶者獲得や親族養育の欲求にかかわるモジュール群を賦活しておいて，それからワクチン接種や検診受診を勧めるのである。

また，各種がんの罹患率が上昇する40歳以上の男女に対する啓発では，子供のいる対象者に対しては親族養育の欲求に訴えることが説得力を高める可能性がある。例えば，「お子さんが自立するまで健康で元気に働きたいですよね」といったメッセージを伝え，親族養育の欲求にかかわるモジュール群を賦活しておいて，がん検診による早期発見の重要性を伝えるなどである。

図5は前出の進化心理学的視点から見た人の欲求階層モデルの再掲である。これまでのヘルスコミュニケーションはほとんどの場合，病気回避や自己防衛の欲求をターゲットにしてきた（例：「病気を予防するために○○しましょう」)。しかし，安全で衛生的な現代の日本の環境で生きる人々にとって，病気回避や自己防衛の欲求に対応する下位自己が意思決定の運転席に座る時は，病気回避や自己防衛の欲求を喚起する非常に強い刺激が反応システムセットに入力された時に限定されると考えら

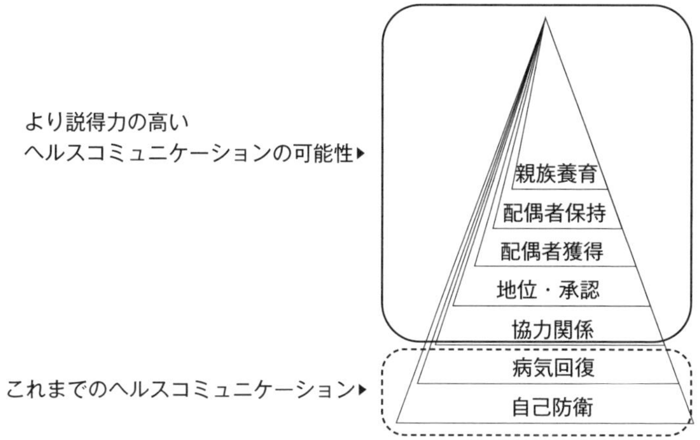

Douglas T. Kenrick *et al.*（2010）*Perspect Psychol Sci*. 5（3），292-314 をもとに筆者作成

図５　欲求の階層モデル（再掲）

れる。例えば，身近な人や著名人の病気や死などである。現代に暮らす人々の心をふだん占めている中心的な欲求は，人間関係をうまくやりたい（協力関係），評価されたい（地位），結婚したい（配偶者獲得），夫婦関係を良好に保ちたい（配偶者保持），子供を育て上げたい（親族養育）といった欲求だと考えられる。読者ご自身の心を内省してみてもそうではないだろうか。対象者が中心的に持つ究極要因レベルの欲求を理解するには，前述の生活史理論を活用できる。また，対象者に対し事前のアセスメントを実施してもよい。対象者の心を中心的に占める欲求をターゲットにするならば，より説得力の高いがん対策のコミュニケーションが可能になると考えられる。そのコミュニケーションにおいては，確率や相対頻度よりも自然頻度を用い，できるかぎり100以下の数値に置き換えて伝えるなど，理解しやすい表現の工夫も必要である。

10. 結び

今後，がんコミュニケーション分野において，意思決定の究極要因に着目し，心のモジュール理論及び認知機能の二重過程理論を枠組みとした研究を進め，前項で示したような仮説を立て，検証していく必要がある。進化生物学的視点を用いた説得的コミュニケーション研究は，海外でも進化心理学者がマーケティングの文脈でわずかに行っているのみであり，がんコミュニケーションを含むパブリックヘルス分野では未開拓である。進化医学や進化心理学に続く新たな展開として，進化生物学的視点によるヘルスコミュニケーション学の研究と実践が期待される。

参考文献

Alcock J(2013)*Animal behavior: An evolutionary approach, 10th ed.* 293-321；Sunderland, MA: Sinauer Associates.

Barrett HC（2018）Modularity and Domain Specificity. *The International Encyclopedia of Anthropology*. 1-10.

Brase GL, Cosmides L and Tooby J（1998）“Individuation, Counting, and Statistical Inference: The Role of Frequency and Whole-Object Representations in Judgment Under Uncertainty,” *Journal of Experimental Psychology: General*. 127（1）：3-21.

Brase GL（2002）“Which Statistical Formats Facilitate What Decisions? The Perception and Influence of Different Statistical Information Formats,” *Journal of Behavioral Decision Making*. 15（5）：381-401.

Cosmides L and Tooby J（1994a）“Better than Rational: Evolutionary Psychology and the Invisible Hand,” *The American Economic Review*. 84（2）：327-332.

Cosmides L and Tooby J（1994b）“Beyond Intuition and Instinct Blindness: Toward an Evolutionarily Rigorous Cognitive Science,” *Cognition*. 50（1-3）：41-77.

Cosmides L and Tooby J（1996）“Are Humans Good Intuitive Statisticians After All? Rethinking Some Conclusions from the Literature on Judgment under Uncertainty,” *Cognition*. 58（1）：1-73.

Del Giudice M, Gangestad SW and Kaplan HS（2016）“Life History Theory and Evolutionary Psychology,” In D. M. Buss（Ed.）, *The Handbook of*

Evolutionary Psychology: Foundations, 88-114；John Wiley & Sons Inc.

Dennett DC（2015）Elbow Room: *The Varieties of Free Will Worth Wanting*. 11-12；Cambridge, Mass.: MIT Press.

Dunbar RIM（1993）“Coevolution of Neocortical Size, Group Size and Language in Humans,” *Behavioral and Brain Sciences*. 16：681-735.

Eaton SB, Strassman BI, Nesse RM *et al.*（2002）“Evolutionary Health Promotion,” *Preventive Medicine*. 34（2）：109-118.

Evans JSB and Stanovich KE（2013）“Dual-Process Theories of Higher Cognition: Advancing the Debate,” *Perspectives on Psychological Science*. 8（3）：223-241.

Gigerenzer G and Hoffrage U（1995）“How to Improve Bayesian Reasoning without Instruction: Frequency Formats,” *Psychological Review*. 102（4）：684-704.

Gigerenzer G and Edwards A（2003）“Simple Tools for Understanding Risks: From Innumeracy to Insight,” *BMJ*. 327（7417）：741-744.

Gigerenzer G, Gaissmaier W, Kurz-Milcke E, Schwartz LM and Woloshin S（2007）“Helping Doctors and Patients Make Sense of Health Statistics,” *Psychological Science in the Public Interest*. 8（2）：53-96.

Graham RG and Martin GI（2012）“Health Behavior: A Darwinian Reconceptualization,” *American Journal of Preventive Medicine*. 43（4）：451-455.

Green AR, Carney DR, Pallin DJ, Ngo LH, Raymond KL, Iezzoni LI and Banaji MR（2007）“Implicit Bias among Physicians and Its Prediction of Thrombolysis Decisions for Black and White Patients,” *Journal of General Internal Medicine*. 22（9）：1231-1238.

Grier S and Bryant CA（2005）”Social Marketing in Public Health,” *Annual Review of Public Health*. 26：319-339.

Griskevicius V, Goldstein NJ, Mortensen CR, Sundie JM, Cialdini RB and Kenrick DT（2009）“Fear and Loving in Las Vegas: Evolution, Emotion, and Persuasion,” *Journal of Marketing Research*. 46（3）：384-395.

Griskevicius V and Kenrick DT（2013）“Fundamental Motives: How

Evolutionary Needs Influence Consumer Behavior," *Journal of Consumer Psychology*. 23 (3) : 372-386.

Huang Y and Shen F (2016) "Effects of Cultural Tailoring on Persuasion in Cancer Communication: A Meta-Analysis," *Journal of Communication*. 66 (4) : 694-715.

Jasienska G, Bribiescas RG, Furberg AS, Helle S and de la Mora AN (2017) "Human Reproduction and Health: An Evolutionary Perspective," *The Lancet*. 390 (10093) : 510-520.

Kahneman D and Tversky A (1979) "Prospect Theory: An Analysis of Decision under Risk," *Econometrica*. 47 : 263-291.

Kenrick DT, Griskevicius V, Sundie JM, Li NP, Li YJ and Neuberg SL(2009) "Deep Rationality: The Evolutionary Economics of Decision Making," *Social Cognition*. 27 (5) : 764-785.

Kenrick DT, Griskevicius V, Neuberg SL and Schaller M (2010) "Renovating the Pyramid of Needs: Contemporary Extensions Built upon Ancient Foundations," *Perspectives on Psychological Science*. 5 (3) : 292-314.

Kenrick DT and Griskevicius V (2013) *The Rational Animal: How Evolution Made Us Smarter than We Think*. 43 ; Basic Books: New York.

Li YJ, Kenrick DT, Griskevicius V and Neuberg SL (2012) "Economic Decision Biases and Fundamental Motivations: How Mating and Self-protection Alter Loss Aversion," *Journal of Personality and Social Psychology*. 102 (3) : 550-561.

Lustria MLA, Noar SM, Cortese J, Van Stee SK, Glueckauf RL and Lee J (2013) "A Meta-analysis of Web-delivered Tailored Health Behavior Change Interventions," *Journal of Health Communication*. 18 (9) : 1039-1069.

Noar SM, Benac CN and Harris MS (2007) "Does Tailoring Matter? Meta-analytic Review of Tailored Print Health Behavior Change Interventions," *Psychological Bulletin*. 133 (4) : 673-693.

Noar SM, Harrington NG and Aldrich RS (2009) "The Role of Message Tailoring in the Development of Persuasive Health Communication

Messages," *Communication Yearbook*. 33：72-133.

Okuhara T, Ishikawa H, Okada M, Kato M and Kiuchi T（2017a）"Contents of Japanese Pro- and Anti-HPV Vaccination Websites: A Text Mining Analysis," *Patient Education and Counseling*. 101：406-413.

Okuhara T, Ishikawa H, Okada M, Kato M and Kiuchi T（2017b）"Assertions of Japanese Websites For and Against Cancer Screening: A Text Mining Analysis." *Asian Pacific Journal of Cancer Prevention*. 18（4）：1069.

Okuhara T, Ishikawa H, Okada M, Kato M and Kiuchi T（2018）"Persuasiveness of Statistics and Patients' and Mothers' Narratives in Human Papillomavirus Vaccine Recommendation Messages: A Randomized Controlled Study in Japan," *Frontiers in Public Health*. 6：105.

Resnicow K and Vaughan R（2006）"A Chaotic View of Behavior Change: A Quantum Leap for Health Promotion," *International Journal of Behavioral Nutrition and Physical Activity*. 3（1）：25.

Rook G, Bäckhed F, Levin BR, McFall-Ngai MJ and McLean AR（2017）"Evolution, Human-microbe Interactions, and Life History Plasticity," *The Lancet*. 390（10093）：521-530.

Stanovich KE（2003）"The Fundamental Computational Biases of Human Cognition: Heuristics that（sometimes）Impair Decision Making and Problem Solving. In J. E. Davidson & R. J. Sternberg eds., *The psychology of problem solving*, 291-342；New York, NY, US: Cambridge University Press.

Tversky A and Kahneman D（1983）"Extensional Versus Intuitive Reasoning: The Conjunction Fallacy in Probability Judgment," *Psychological Review*. 90（4）：293-315.

Tinbergen N（1963）"On the Aims and Methods of Ethology," *Zeit-schrift für Tierpsychologie*. 20：410- 433.

Wang XT（1996a）"Domain-specific Rationality in Human Choices: Violations of Utility Axioms and Social Contexts," Cognition. 60（1）：31-63.

Wang XT（1996b）"Framing Effects: Dynamics and Task Domains,"

Organizational Behavior and Human Decision Processes. 68（2）: 145-157.

Wells JC, Nesse RM, Sear R, Johnstone RA and Stearns SC（2017）"Evolutionary Public Health: Introducing the Concept," *The Lancet*. 390（10093）: 500-509.

クルツバン R 著, 高橋洋 訳（2014）『だれもが偽善者になる本当の理由』柏書房

ケンリック D 著, 山形浩生, 森本正史 訳（2014）『野蛮な進化心理学 殺人とセックスが解き明かす人間行動の謎』242, 白揚社

ケンリック D, グリスケヴィシウス V 著, 熊谷淳子 訳（2015a）『きみの脳はなぜ「愚かな選択」をしてしまうのか 意思決定の進化論』39, 講談社

ケンリック D, グリスケヴィシウス V 著, 熊谷淳子 訳（2015b）『きみの脳はなぜ「愚かな選択」をしてしまうのか 意思決定の進化論』30, 講談社

スタノヴィッチ KE 著, 椋田直子 訳（2008a）『心は遺伝子の論理で決まるのか：二重過程モデルでみるヒトの合理性』42-115, みすず書房

デネット DC 著, 山口泰司 訳（1998）『解明される意識』491, 青土社

中尾央（2009a）「心のモジュール説の新展開：その分析と二重継承説との両立可能性」『科学哲学科学史研究』3：21-38

中尾央（2009b）「心的モジュールの発生と発達」『心理学評論』52（1）：152-161

長谷川寿一，長谷川眞理子（2000）『進化と人間行動』東京大学出版会

バナージ MR, グリーンワルド AG 著, 北村英哉, 小林知博 訳（2015a）『心の中のブラインド・スポット：善良な人々に潜む非意識のバイアス』67-94, 北大路書房

バナージ MR, グリーンワルド AG 著, 北村英哉, 小林知博 訳（2015b）『心の中のブラインド・スポット：善良な人々に潜む非意識のバイアス』166-173, 北大路書房

フォーダー JA 著, 伊藤笏康, 信原幸弘 訳（1985）『精神のモジュール形式—人工知能と心の哲学』産業図書

ミンスキー M 著, 竹林洋一 訳（2010）『ミンスキー博士の脳の探検：常識・感情・自己とは』共立出版 Alcock J（2013）

〈監修〉公益財団法人 医療科学研究所

1990年，エーザイ株式会社が創業50周年を記念して本研究所を設立した。設立の趣意として次のようなことが書かれている。

「本来，生命の尊厳にかかわる医療には経済性に左右されない最高の価値が認められるべきである。しかしながら，医療資源は有限であり，その制約の中で実際の医療が行われる以上，経済的効率の尺度が導入されざるをえない。これから将来に向かって医療と経済の調和，需給の長期的安定を目指して，広く社会の英知を結集し，社会の合意として新しい時代の回答を出してゆくべきと考える。『医療科学研究所』はこの社会の英知を表明する場としての役割を果たそうとするものである」(http://www.iken.org)

〈本文初出〉
1章、2章、4章～8章：「医療と社会」Vol.30 No.1 (2020) 医療科学研究所
3章：「医療と社会」Vol.30 No.3 (2020) 医療科学研究所

徹底研究 患者本位のがん医療
改正がん対策基本法を踏まえて

令和3年3月15日　第1刷発行

監　修　公益財団法人 医療科学研究所
発行者　東島　俊一
発行所　株式会社 法研
〒104-8104　東京都中央区銀座1-10-1
電話　03 (3562) 3611（代表）
http://www.sociohealth.co.jp
印刷製本　研友社印刷株式会社

0102

SOCIO HEALTH
小社は(株)法研を核に「SOCIO HEALTH GROUP」を構成し、相互のネットワークにより、“社会保障及び健康に関する情報の社会的価値創造”を事業領域としています。その一環としての小社の出版事業にご注目ください。

ISBN978-4-86513-841-2　定価はカバーに表示してあります。
乱丁本・落丁本は小社出版事業課あてにお送りください。
送料小社負担にてお取り替えいたします。